国家卫生健康委员会"十三五"规划教材

全国高等职业教育教材

供助产专业用

优生优育与母婴保健

第2版

U0276260

主　编　陈丽霞

副主编　张海琴　单莉莉

编　者（以姓氏笔画为序）

乜红臻（山东医学高等专科学校）

刘　冰（济宁医学院）

孙　岱（山东省妇幼保健院）

张云涵（南阳医学高等专科学校）

张海琴（济南护理职业学院）

陈宁静（泉州医学高等专科学校）（兼秘书）

陈丽霞（泉州医学高等专科学校）

单莉莉（深圳职业技术学院）

贾　佳（重庆医药高等专科学校）

高莉莉（大庆医学高等专科学校）

廖林楠（黑龙江护理高等专科学校）

人民卫生出版社

图书在版编目（CIP）数据

优生优育与母婴保健 / 陈丽霞主编 . —2 版 . —北京：人民卫生出版社，2018

ISBN 978-7-117-26847-9

I. ①优… Ⅱ. ①陈… Ⅲ. ①优生优育 – 高等职业教育 – 教材②妇幼保健 – 高等职业教育 – 教材 Ⅳ. ①R169.1 ② R17

中国版本图书馆 CIP 数据核字（2018）第 222950 号

| 人卫智网 | www.ipmph.com | 医学教育、学术、考试、健康，购书智慧智能综合服务平台 |
| 人卫官网 | www.pmph.com | 人卫官方资讯发布平台 |

优生优育与母婴保健
第 2 版

主　　编：陈丽霞
出版发行：人民卫生出版社（中继线 010-59780011）
地　　址：北京市朝阳区潘家园南里 19 号
邮　　编：100021
E - mail：pmph @ pmph.com
购书热线：010-59787592　010-59787584　010-65264830
印　　刷：三河市君旺印务有限公司
经　　销：新华书店
开　　本：850×1168　1/16　印张：9　插页：8
字　　数：285 千字
版　　次：2014 年 1 月第 1 版　　2018 年 11 月第 2 版
　　　　　2024 年 12 月第 2 版第 11 次印刷（总第 19 次印刷）
标准书号：ISBN 978-7-117-26847-9
定　　价：35.00 元

打击盗版举报电话：010-59787491　E-mail：WQ @ pmph.com
（凡属印装质量问题请与本社市场营销中心联系退换）

　　高等职业教育三年制护理、助产专业全国规划教材源于原国家教育委员会"面向 21 世纪高等教育教学内容和课程体系改革"项目子课题研究,是由原卫生部教材办公室依据课题研究成果规划并组织全国高等医药院校专家编写的"面向 21 世纪课程教材"。本套教材是我国高等职业教育护理类专业第一套规划教材,第一轮于 1999 年出版,2005 年和 2012 年分别启动第二轮和第三轮修订工作。其中《妇产科护理学》等核心课程教材列选"普通高等教育'十五''十一五'国家级规划教材"和"'十二五''十三五''十四五'职业教育国家规划教材",为我国护理、助产专业人才培养做出卓越的贡献!

　　根据教育部和国家卫生健康委员会关于新时代职业教育和护理服务业人才培养相关文件精神要求,在全国卫生职业教育教学指导委员会指导下,组建了新一届教材建设评审委员会启动第四轮修订工作。新一轮修订以习近平新时代中国特色社会主义思想为指引,全面落实党的二十大精神进教材相关要求,坚持立德树人,对接新时代健康中国建设对护理、助产专业人才培养需求。

　　本轮修订的重点:

　　1. **秉承三基五性**　对医学生而言,院校学习阶段的学习是一个打基础的过程。本轮教材修订工作秉承人民卫生出版社国家规划教材建设"三基五性"优良传统,在基本知识、基本理论、基本技能三个方面进一步强化夯实医学生基础。整套教材从顶层设计到选材用材均强调思想性、科学性、先进性、启发性、适用性。在思想性方面尤其突出新时代育人导向,各教材全面融入社会主义核心价值观,体现"敬佑生命、救死扶伤、甘于奉献、大爱无疆"的卫生与健康工作者精神,将政治素养和医德医技培养贯穿修订、编写及教材使用全过程。

　　2. **强化医教协同**　本套教材评审委员会和编写团队进一步增加了临床一线护理专家,更加注重吸收护理业发展的新知识、新技术、新方法以及产教融合新成果。评委会在全国卫生职业教育教学指导委员会指导下,在加强顶层设计的同时注重指导各修订教材对接最新专业教学标准、职业标准和岗位规范要求,更新包括疾病临床治疗、慢病管理、社区护理、中医护理、母婴护理、老年护理、长期照护、康复促进、安宁疗护以及助产等在内的护士执业资格考试所要求的全部内容,力求使院校教育、毕业后教育和继续教育在内容上相互衔接,凸显本套教材的协同性、权威性和实用性。

　　3. **注重人文实践**　护理工作的服务对象是人,护理学本质上是一门人学,而且是一门实践性很强的科学。第四轮修订坚持以学生为本,以人的健康为中心,注重人文实践。各教材围绕护理、助产专业人才培养目标,将知识、技能与情感、态度、价值观的培养有机结合,引导学生将教材中学到的理论、方法去观察病情、发现问题、解决问题,在加深学生对理论的认知、理解和增强解决未来临床实际问题的能力的同时,更加注重启发学生从心灵深处自悟、陶冶灵魂,从根本上领悟做人之道。

　　4. **体现融合创新**　当前以信息技术、人工智能和新材料等为代表的新一轮科技革命迅猛发展,包括护理学在内的多个学科呈深度交叉融合。本套教材的修订与时俱进,主动适应大数据、云计算和移动通讯等新技术新手段新方法在卫生健康和职业教育领域的广泛应用,体现卫生健康及职业教育与新技术的融合成果,创新教材呈献形式。除传统的纸质教材外,本套教材融合了数字资源,所选素材主题鲜明、内容实用、形式活泼,拉近学生与理论课和临床实践的距离。通过扫描教材随文二维码,线上与线下的联动,激发学生学习兴趣和求知欲,增强教材的育人育才效果。

全套教材包括主教材、配套教材及数字融合资源,分职业基础模块、职业技能模块、人文社科模块、能力拓展模块、临床实践模块 5 个模块,共 47 种教材,其中修订 39 种,新编 8 种,供护理、助产 2 个专业选用。

序号	教材名称	版次	所供专业	配套教材
1	人体形态与结构	第2版	护理、助产	√
2	生物化学	第2版	护理、助产	√
3	生理学	第2版	护理、助产	√
4	病原生物与免疫学	第4版	护理、助产	√
5	病理学与病理生理学	第4版	护理、助产	√
6	正常人体结构	第4版	护理、助产	√
7	正常人体功能	第4版	护理、助产	
8	疾病学基础	第2版	护理、助产	
9	护用药理学	第4版	护理、助产	√
10	护理学导论	第4版	护理、助产	
11	健康评估	第4版	护理、助产	√
12	基础护理学	第4版	护理、助产	√
13	内科护理学	第4版	护理、助产	√
14	外科护理学	第4版	护理、助产	√
15	儿科护理学	第4版	护理、助产	√
16	妇产科护理学	第4版	护理	
17	眼耳鼻咽喉口腔科护理学	第4版	护理、助产	√
18	母婴护理学	第3版	护理	
19	儿童护理学	第3版	护理	
20	成人护理学（上册）	第3版	护理	
21	成人护理学（下册）	第3版	护理	
22	老年护理学	第4版	护理、助产	
23	中医护理学	第4版	护理、助产	√
24	营养与膳食	第4版	护理、助产	
25	社区护理学	第4版	护理、助产	
26	康复护理学基础	第2版	护理、助产	
27	精神科护理学	第4版	护理、助产	
28	急危重症护理学	第4版	护理、助产	

续表

序号	教材名称	版次	所供专业	配套教材
29	妇科护理学	第 2 版	助产	√
30	助产学	第 2 版	助产	
31	优生优育与母婴保健	第 2 版	助产	
32	护理心理学基础	第 3 版	护理、助产	
33	护理伦理与法律法规	第 2 版	护理、助产	
34	护理礼仪与人际沟通	第 2 版	护理、助产	
35	护理管理学基础	第 2 版	护理、助产	
36	护理研究基础	第 2 版	护理、助产	
37	传染病护理	第 2 版	护理、助产	√
38	护理综合实训	第 2 版	护理、助产	
39	助产综合实训	第 2 版	助产	
40	急救护理学	第 1 版	护理、助产	
41	预防医学概论	第 1 版	护理、助产	
42	护理美学基础	第 1 版	护理	
43	数理基础	第 1 版	助产、护理	
44	化学基础	第 1 版	助产、护理	
45	信息技术与文献检索	第 1 版	助产、护理	
46	职业规划与就业指导	第 1 版	助产、护理	
47	老年健康照护与促进	第 1 版	护理、助产	

数字内容编者名单

主　编　陈丽霞

副主编　张海琴　单莉莉

编　者（以姓氏笔画为序）

　　　　乜红臻（山东医学高等专科学校）

　　　　刘　冰（济宁医学院）

　　　　孙　岱（山东省妇幼保健院）

　　　　张云涵（南阳医学高等专科学校）

　　　　张海琴（济南护理职业学院）

　　　　陈宁静（泉州医学高等专科学校）（兼秘书）

　　　　陈丽霞（泉州医学高等专科学校）

　　　　单莉莉（深圳职业技术学院）

　　　　贾　佳（重庆医药高等专科学校）

　　　　高莉莉（大庆医学高等专科学校）

　　　　廖林楠（黑龙江护理高等专科学校）

主编简介及寄语

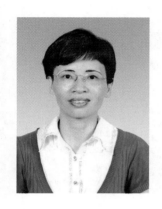

陈丽霞,教授,中华护理学会护理教育专家库成员,福建省教育评估专家,福建省优秀教学团队(护理专业)带头人。现任泉州医学高等专科学校护理学院党总支书记、院长。

致力于护理教育管理及优生优育、病原生物与免疫学等课程的教学、科研工作30余年;主持省、市级课题3项,参与省、市级课题10余项;发表教科研论文近50篇;主编或参编教材13部;获福建省教学成果奖一等奖1项、二等奖2项。

寄语:

随着国家健康中国战略的实施及人口战略的完善,国家全面实施一对夫妇可生育两个孩子政策。希望同学们把握机遇,不负青春时光,勤奋学习,善于思考,勇于实践,尽快掌握知识与技能,成为新时代优生优育的指导者、母婴健康的守护人。

前　言

　　优生优育与母婴保健是高职助产专业课程体系中的一门重要课程，主要让学生掌握优生优育的基本知识，熟悉母婴不同时期的生理、心理及社会特点，并能进行保健指导，为毕业后在各级医疗机构和社区卫生服务中心从事临床助产和母婴保健工作打下基础。

　　为了认真落实党的二十大精神，《优生优育与母婴保健》在保持第 1 版框架的基础上，依据第四轮全国高等卫生职业教育护理、助产专业规划教材的编写要求进行修订。教材共 11 章，内容包括绪论、影响优生的遗传因素、影响优生的非遗传因素、优生咨询与产前诊断、妊娠前期保健、妊娠期保健、分娩期保健、产褥期保健、哺乳期保健、新生儿期保健、婴儿期保健，并附有实践指导。修订工作由来自教学和临床一线的多名经验丰富的遗传学、妇产科学、儿科学教师和临床工作者共同完成。本教材主要突出以下"两新"：

　　1. 内容新——贴近需求　教材编写注重吸收了国家优生优育及母婴保健新政策，吸收了卫生行业发展的新知识、新技术、新方法，贴近学生、贴近社会、贴近岗位的需求，适用性广、实用性强，有所创新和超越。

　　2. 形式新——纸数融合　编写团队对本教材的呈现内容与形式进行了拓展，为各章节精心编制了多个拓展知识及"章首 PPT"、"思路解析"、"扫一扫，测一测"等数字资源，并以二维码形式嵌入教材中，方便学习者随时通过互联网调用、学习与检测。课程参考教学大纲也以数字资源形式呈现其中。

　　本教材主要为助产专业教学使用，也可供护理专业教学及母婴保健工作者参考。

　　由于受编者学识水平、教学经验等限制，本教材难免存在不足和疏漏之处，恳请专家、读者及使用本教材的师生们给予批评指正，为今后进一步修订提供依据和参考。

陈丽霞

2023 年 10 月

教学大纲（参考）

目 录

第一章　绪　论

01章 PPT

学习目标

1. 熟悉影响优生的因素,我国优生工作的主要措施。
2. 了解优生学概念,发展历程,研究范围,母婴保健的工作范围、任务及重要性,妇幼保健机构的工作任务。

妇女儿童健康关系到千家万户的幸福和民族未来,做好优生优育与母婴保健工作是保障妇女儿童健康的前提和基础。在党和国家的领导下,我国妇女儿童的健康水平不断提高,全国婴儿和孕产妇死亡率分别从 2005 年的 19.0‰和 47.7/10 万下降到 2015 年的 8.1‰和 20.1/10 万。随着婴儿死亡率和孕产妇死亡率的逐步降低,出生缺陷成为突出的公共卫生问题和社会问题。2012 年 9 月卫生部发布的《中国出生缺陷防治报告》显示,目前我国出生缺陷的发生率在 5.6% 左右,与世界中等收入国家的平均水平接近。由于我国人口基数大,每年新增出生缺陷数约 90 万例。出生缺陷不仅影响儿童的生命健康和生活质量,而且影响整个国家人口素质和人力资源的健康存量,影响社会经济的健康可持续发展。因此,做好母婴保健和优生优育工作的意义重大。

第一节　优生优育概述

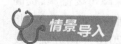
情景导入

李先生打算与女友结婚,却遭到家人的一致反对。理由是李先生与女友同村又同姓,担心他们结婚后生育的孩子不健康。
请思考:
1. 李先生家人的担心有道理吗?
2. 应如何做解释?

一、优生学概述

(一)优生学概念

优生学(eugenics)一词是由英国科学家高尔顿(Galton)于 1883 年首先提出。其本意是希腊语 eugenest 和 ice,意为"优美,健康",引入英文则表示为"健康的遗传"或"健康的出生"。高尔顿当时给"优生学"的定义是:在社会的控制下,全面研究那些能够改善或削弱后代体格和智力的种族因素。

随着科技和社会的进步,优生学被赋予了新的思想和内涵,即在社会的控制下,运用遗传学的原理和方法,研究如何改善人类遗传素质、防止出生缺陷及提高人口质量的科学。

(二)优生学发展历程

1. 优生学的前科学阶段(从远古至19世纪80年代) 自古以来,人类的祖先就有着朴素的优生思想。①原始社会,由于生产力极为低下,出现了不自觉的优生措施,即将严重残疾的婴儿遗弃和处死;②我国早在春秋《左传》中即有"男女同姓,其生不蕃"的记载,堪称人类史上有关近亲婚配会影响后代健康的最早论述;③古希腊哲学家柏拉图主张对婚姻加以控制和调节,以生育健壮优秀的儿女,被认为是倡导优生的先驱;④古罗马曾颁法令禁止表亲结婚;⑤古犹太人禁止有多种亲属关系的男女结婚。

2. 优生学的半科学阶段(从19世纪80年代至20世纪40年代) ①1883年Galton首创了"优生学",倡议调查古今各国不同社会阶层的生育状况,寻找某些家庭昌盛的原因,向全民普及遗传知识,宣传优生学的重要意义。其不当之处是认为高贵的家族拥有智慧、健康、美丽、高尚的遗传基因,而卑贱的家族遗传下来的则是愚昧、疾病、犯罪和低能。②20世纪10~20年代,在德国、美国、英国、法国陆续出现了国际性的优生学术会议和学术组织。③20世纪30~40年代,Galton以及一些北美、西欧的生物学家、医生、遗传学家开始关注种族的改良。Alfred Ploetz和Wilhelm Schallmayer在德国建立了"种族卫生学",他们将健康的、精神健全的、聪明的人称为"优等者",有病的、精神异常的、智力低下的称为"劣生者",企图用政府和法律的力量强迫他们绝育或"安乐死",以防止"劣生者"繁殖,并与纳粹政客结成联盟,使优生学走入歧途。

3. 优生学的科学阶段(20世纪50年代至今)

(1) 清除种族主义伪科学:第二次世界大战后,人们认清了种族主义者的一些伪科学谬论,把优生学和法西斯暴行区分开来。1960年美国遗传学家斯特思提出了负优生学与正优生学的概念。前者主要研究降低人类群体中有害基因的频率,减少出生缺陷的发生率;后者研究促进优良基因的繁衍,改善出生人口素质。

(2) 新优生学:遗传学的不断发展,催生了新优生学,它包括遗传咨询、产前诊断和选择性流产,使优生目标不仅可以通过社会措施在社会群体水平上实现,而且可以通过医疗措施,在每对夫妇个体生育水平上实现。1982年,我国学者严仁英提出,优生学是一门综合性很强的发展中科学,可划分为基础优生学、社会优生学、临床优生学、环境优生学。

优生学于20世纪20年代传入我国,其早期代表人物是潘光旦先生。在他的影响和倡导下,全国许多高等院校开设了优生学课程,对当时中国的优生工作起到了很大的推动作用。新中国成立之初,由于照搬前苏联的一些做法走过了一段弯路,直到1979年优生工作重新受到重视。1981年11月,卫生部和中华医学会组织召开了"优生科学讨论会",会后发表了倡议书,对优生在我国如何实施等问题提出重要意见。1994年8届全国人大第10次会议通过了《母婴保健法》,为我国保障母婴健康,提高出生人口素质确立了法律保障体系。2009年国务院出台《关于深化医药卫生体制改革的意见》中将增补叶酸预防神经管缺陷、农村孕产妇住院分娩补助纳入到重大公共卫生项目。2016年国务院印发《健康中国"2030"规划纲要》,实施母婴安全计划,倡导优生优育,将妇幼纳入健康服务的重点人群。

(三)现代优生学研究范围

现代优生学是一门综合性的科学,与遗传学、医学、人口学、环境科学、社会科学等有着密切的联系。根据优生学涉及的领域,优生学包括以下四个方面的基本内容:

1. 基础优生学 基础优生学是以生命科学(生物科学、基础医学)为主要依据的优生学研究范畴,主要是研究导致出生缺陷的因素有哪些,这些因素是如何引起出生缺陷的,如何防止其发生。基础优生学偏重于生物学,以揭示优生的一般规律为主。

2. 社会优生学 社会优生学主要从社会学和社会运动方面对优生进行研究,其目的是推动优生立法、贯彻优生政策、开展宣传教育,使优生工作群众化、社会化,从而达到提高全民族人口素质的目的。社会优生学偏重于社会学,以改变政策、法规、舆论、道德、教育等人文环境为主。

3. 临床优生学 临床优生学是从临床医学的角度对优生医疗措施进行研究。应用于优生的主要措施包括:婚前医学检查、孕前保健、遗传咨询、产前筛查与诊断、孕期保健、产时保健、新生儿疾病筛

图片:健康中国"2030"母婴建设目标图解

笔记

查等内容。临床优生学偏重于医学,以针对母体和胎儿的医疗预防措施为主。

4. 环境优生学 环境优生学偏重于人类生态学和预防医学,主要是研究环境与优生之间的关系,环境中的有害因素如何作用于人体,如何消除公害,防止有害物质对母体、胎儿以及人类的健康造成影响。

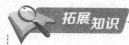
拓展知识

负优生学与正优生学

1960年美国遗传学家斯特思提出了负优生学与正优生学的概念。两者的区别在于研究目标的不同。负优生也称为消极优生、预防性优生,主要研究如何避免出生不良的后代,防止患病,淘汰劣生,也就是降低以至消除残疾儿的出生,主要内容包括:婚前咨询及婚前检查、孕前咨询、孕期指导和产前诊断等;正优生又称积极优生、演进性优生,主要研究如何出生优秀的后代,是从促进新生儿先天素质更为优秀的角度研究优生,内容则主要有:精液冻存、人工授精、体外受精、代理母亲、受精卵转移和配子输卵管移植等。负优生学和正优生学的目的是一致的,均为减少不利的遗传因素,增加有利的遗传因素来提高人口素质。

(四)影响优生的因素概述

决定优生的因素是多方面的,主要包括遗传因素和非遗传因素两大因素。

1. 遗传因素 人类的健康决定于人类本身的遗传结构与其周围生活环境相互作用的平衡。遗传因素的改变或环境因素的改变都会导致这种平衡的破坏而引起疾病。遗传因素是影响优生的主要因素。由于遗传物质发生改变而引起的疾病称为遗传病。根据世界卫生组织对全世界遗传病发病情况的评估结果,我国至少有1000多万人患各种遗传性疾病。

2. 非遗传因素 影响优生的非遗传因素主要包括:物理因素、化学因素、生物因素、营养因素、药物因素、不良嗜好和心理因素等。这些因素通过不同的途径影响孕妇和胎儿的健康,使胎儿的发育过程受到干扰,从而造成不良后果,降低生育质量。此外,社会的政治、经济、思想意识和文化道德观念等也会对优生起到重要影响。

(五)目前我国优生工作的主要措施

我国政府高度重视优生工作,坚持出生缺陷综合防治策略,大力推广三级预防措施,将出生缺陷防治措施与常规妇女保健、孕产妇、新生儿和儿童保健以及干预项目有机地结合起来。主要措施有:①搞好遗传咨询,禁止近亲结婚;②开展婚前检查,选择适龄生育;③注意孕期保健,实施产前诊断;④加强孕期营养,适时开展胎教;⑤推广遗传工程,倡导积极优生。

二、优育概述

(一)优育的目标

将一个新生命培养成一个健康的人,是优育的最基本目标。健康的最初定义是身体没有疾病,各种功能正常。随着人类社会的发展与进步,对健康赋予了新的含义。世界卫生组织(WHO)在其章程的序言中提出:"健康不仅是躯体没有疾病,而且在身体上、心理上、社会行为上处于安全的状态和良好的适应能力。"因此,现代健康的含义是指躯体与精神、生理与心理、机体与环境、个人与社会等诸多方面的协调、平衡及适应。

(二)优育的内容

围绕儿童不同的发育阶段,优育的工作重点也各有侧重。

1. 新生儿时期 主要是保暖、喂养、日常护理、预防感染、感知觉刺激和做好新生儿疾病筛查。

2. 婴儿时期 主要是合理喂养、促进感知觉发展、体格锻炼、预防接种和预防常见病。

3. 幼儿时期 主要是合理安排膳食,培养良好的生活习惯,促进动作和语言发展,做好预防接种,防治传染病及预防意外情况发生。

4. 学龄前期 主要包括平衡膳食,促进思维发展,做好入学前准备,定期检查儿童的视力、听力和牙齿,做好五官保健。

　　(三) 优育在母婴保健工作中的地位

　　优育是母婴保健工作的重要组成部分,是优生工作的延续,是提高人口素质的重要措施,优育工作的质量直接影响整个国家人口素质和人力资源的健康存量,影响社会经济的健康可持续发展。

第二节　母婴保健概述

　　母婴保健是针对妇女生育和婴儿生长发育的特殊生理时期进行的预防保健工作,属于预防医学的范畴,是我国卫生事业的重要组成部分。

一、母婴保健的工作范围和任务

　　(一) 母婴保健的工作范围

　　母婴保健工作是以保健为中心,以临床为基础,以保障和促进生殖健康为目的,实行保健和临床相结合,多学科参与的系统工程。其工作范围是通过研究母婴各个时期生理、心理、社会和行为特点,确定保健目的,制订科学的保健策略与措施,给予保健服务,促进母婴健康。

　　(二) 母婴保健的工作任务

　　1. 孕前保健　孕前保健以提高出生人口素质、减少出生缺陷和先天残疾发生为宗旨,为准备怀孕的夫妇提供健康教育与咨询,并进行健康状况评估和健康指导。

　　2. 孕产期保健　孕产期保健是为孕期、分娩期和产褥期的妇女提供全程系列医疗保健服务。①孕期保健:建立孕产妇保健手册(卡),定期产前检查;筛查高危因素,对高危孕妇进行专案管理;密切观察并及时处理危险因素;诊治妊娠期合并症和并发症;监测胎儿生长发育,提供咨询和医学指导;为孕妇提供营养、心理和卫生指导等。②分娩期保健:普及科学接生方法,推行人性化服务理念,为产妇和胎儿进行全程监护,安全助产,并对新生儿进行评估和处理。③产褥期保健:对产妇进行健康评估,开展母乳喂养、产后营养、心理、卫生及避孕指导。

　　3. 新生儿期保健　对新生儿进行健康评估和预防接种,开展新生儿访视。

　　4. 婴儿期保健　定期监测小儿生长发育,按时完成预防接种,保证婴儿的健康成长。

二、母婴保健工作的重要性

　　母婴健康是人类健康持续发展的前提和基础,母婴健康的相关指标不仅是国际公认的最基础的健康指标,更是衡量社会经济发展和人类发展最重要的综合性指标。母婴保健工作对提高全民健康水平,推动国家社会经济可持续发展,构建社会主义和谐社会具有全局性和战略性意义。

　　1. 母婴保健工作事关民族人口素质的提高　母亲的身心状况不仅关系到胎儿的生长发育,还直接影响到孩子的健康成长。大量的流行病学资料证实:在人类发育过程早期(包括孕期和婴儿期)经历的不利因素可以对细胞进行调控,使组织和器官通过“适应性应答”引起身体结构以及生理、代谢功能的永久性改变,并产生远期效应。目前已证实,冠心病、2型糖尿病、高血压、多囊卵巢综合征、抑郁症、骨质疏松症、精神分裂症、肿瘤等多种成人疾病,与胎儿期或出生后早期环境有关。因此,要提高民族人口素质,首先要关注母婴健康,做好母婴保健工作。

　　2. 母婴保健工作是家庭幸福、社会和谐的基石　家庭是构成社会的基本单位,每一个新生命的孕育和出生都会给家庭带来幸福和快乐,是维持家庭稳定的核心。有了家庭的幸福与安宁,社会的和谐与稳定才有基础。

　　3. 母婴保健工作是我国卫生保健事业发展的体现及社会文明与进步的标志　在国际社会,孕产妇死亡率、婴儿死亡率及5岁以下儿童死亡率是衡量社会发展的重要指标。随着我国卫生事业的快速发展和人民生活水平的提高,随着由生物医学模式向生物－心理－社会医学模式的转变,人们对于预防保健的需求越来越高,开始更多地关注孕产妇身心健康和婴幼儿的健康成长。社会也在积极推进优生优育工作,大力宣传普及母婴保健知识,这是社会文明与进步的标志。

第三节　妇幼保健机构概述

从医学的角度来看,优生优育与母婴保健是预防医学和临床医学紧密结合的科学,其工作任务主要由妇幼保健机构、综合医院、妇女儿童专科医院、基层医疗卫生机构、相关科研院所等共同承担和完成。在历史的演变过程中,我国妇幼保健机构成为承担母婴保健与优生优育工作的中坚力量,并发挥了巨大的作用。

一、妇幼保健机构的建立及其任务

（一）妇幼保健机构的建立

我国最早的妇幼保健机构建立于新中国成立之初,当时妇幼卫生状况差,接生方法落后,孕产妇和婴儿死亡率高。针对这种情况,我国把妇幼卫生工作从医疗卫生体系中独立出来,并把"改造旧法接生,推行新法接生"作为妇幼保健工作的中心任务。在农村,一方面对有一定接生技术的"接生婆"进行基本知识和技能培训;另一方面培养队伍,推广新法接生。在城市,成立妇幼保健(院),负责孕产妇保健和接生服务。这些举措有效地降低了产妇和婴儿死亡率。

中国妇幼卫生事业的发展经历了近60年的风雨历程,可分为5个阶段:开辟发展(1949—1957年)、曲折进程(1958—1965年)、被迫停滞(1966—1977年)、恢复重建(1978—1989年)、快速发展(1990年至今)。1976年妇幼卫生事业开始发展,1980年卫生部制定了《妇幼卫生工作条例(试行草案)》,全国各地妇幼卫生工作及保健机构建设逐渐恢复,专业队伍建设逐渐加强,业务内容逐渐扩大。1982年卫生部制定了《县妇幼卫生机构的建设与管理方案》,对妇幼卫生机构的职责范围、业务技术要求、服务方向、基本工作方法、组织机构、人员编制等做了具体规定。1986年卫生部提出了中国妇幼工作方针。1988年中国预防医学会二级妇幼保健学会专业委员会的成立有力地推动了学科的发展。1985—1992年,卫生部在全国7所部属医科大学先后创立了妇幼卫生系,为培养妇幼保健专业高层次人才奠定了良好基础。20世纪90年代,中国妇幼卫生事业进入快速发展阶段。

（二）妇幼保健机构的任务

1. 掌握本辖区妇女儿童健康状况及影响因素,协助卫生行政部门制定本辖区妇幼卫生工作的相关政策、技术规范及各项规章制度。

2. 受卫生行政部门委托,对本辖区各级各类医疗保健机构开展妇幼卫生服务工作进行检查、考核和评价。

3. 负责指导和开展本辖区的妇幼保健健康教育与健康促进工作,组织实施本辖区母婴保健技术培训,对基层医疗保健机构开展业务指导,并提供技术支持。

4. 负责本辖区孕产妇死亡、婴儿及5岁以下儿童死亡、出生缺陷监测、妇幼卫生服务及技术管理等信息的收集、统计、分析、质量控制和汇总上报。

5. 开展妇女保健服务,包括青春期保健、婚前和孕前保健、孕产期保健、围绝经期保健、老年期保健。重点加强心理卫生咨询、营养指导、计划生育服务,以及生殖道感染等妇女常见病的防治。

6. 开展儿童保健服务,包括胎儿期、新生儿期、婴幼儿期、学龄前期及学龄期保健,受卫生行政部门委托对托幼园所卫生保健进行管理和业务指导。重点加强儿童早期综合发展、营养与喂养指导、生长发育监测、心理行为咨询、儿童疾病综合管理等儿童保健服务。

7. 开展妇幼卫生、生殖健康的应用性科学研究并组织推广适宜技术。

二、妇幼保健机构的三级网络

妇幼保健机构从下至上形成三级工作网络:经卫生行政部门批准并登记注册的省、市妇幼保健机构以及医疗机构为三级机构;县、区级上述机构为二级机构;县、区以下的母婴保健机构或人员为一级机构。三级工作网络共同承担着母婴保健的服务性工作。

（单莉莉　陈丽霞）

思考题

我国优生工作的主要措施有哪些?

思路解析　　扫一扫,测一测

学习目标

1. 掌握遗传病的特点、单基因病的遗传方式及系谱特点、多基因病的特点、人类染色体的核型、染色体畸变的类型及发生机制。

2. 熟悉人类染色体的形态与结构、遗传病的分类、遗传物质、基因与基因表达的关系、多基因病的相关概念和常见遗传病的临床表现及预防措施。

3. 了解细胞的基本结构及功能、近亲婚配的危害和多基因病的再发风险估计。

4. 能运用遗传基本原理进行遗传病发病风险估计，开展优生学基本知识的普及宣教。

5. 具有尊重遗传病病人群体，进行人文关怀，耐心服务的意识和基本能力。

影响优生的因素众多，可归纳为两类，即遗传因素和非遗传因素。所谓遗传因素，是指由于遗传物质改变而导致新生命与生俱来的缺陷或疾病。遗传因素是影响优生的主要因素，据世界卫生组织（WHO）对全球遗传病的发病情况估计，我国至少有 1000 多万人患各种遗传性疾病和先天缺陷，先天缺陷中遗传因素起决定性作用的占 25%。

第一节 遗传病概述

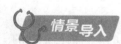

情景导入

5 岁的灵灵，是个不能吃正常食物，而要依靠昂贵的替代品维持生命的苯丙酮尿症（PKU）患儿。正常人食用的米、面、肉、蛋、饮料等含有蛋白质的天然食物一律禁食，灵灵过着"不食人间烟火"的痛苦生活。她一旦吃下不该吃的东西就会影响大脑发育，甚至演变为智力障碍，她最常吃的食物是西红柿。

请思考：

1. 灵灵怎么会得如此奇怪的病呢？

2. 如何预防和治疗这种疾病？

一、遗传病的概念和特点

遗传性疾病（genetic disease）简称遗传病，是指人体细胞内遗传物质发生改变（染色体畸变或基因突变）所导致的疾病。遗传物质改变可以发生在生殖细胞或受精卵内，形成基因病和染色体病；也可

发生在体细胞内,形成体细胞遗传病,如肿瘤。遗传病具有以下几个特点:

1. 垂直传递　遗传病与传染性疾病、营养性疾病不同,一般以垂直方式传递,它不延伸至无血缘关系的成员。这种特征在显性遗传方式的病例中特别突出。

2. 终生性　遗传病的发生是由于遗传物质改变引起的,积极的治疗有可能防止发病或改善临床症状,但多数遗传病目前尚不能改变遗传的物质基础,不能在出生后根除致病因素,因此终生难以治愈。如多指(趾)畸形、多发性神经纤维瘤、原发性青光眼等遗传病,只要从父母一方得到这种遗传基因,后代就会发病。即使通过手术矫形,但体内的致病基因是终生不变的,仍能通过生殖将致病基因传递给后代。

3. 先天性　先天性即婴儿出生时已发生的疾病或发育异常。现在已知的大多数遗传病都是先天性疾病,如多指、唇裂、白化病等。但并不是所有的先天性疾病都是遗传病,有些先天性疾病是由于孕妇在孕期受到外界致畸因素的作用而导致胚胎发育异常,其遗传物质并没有发生改变,因而不是遗传病。如孕妇妊娠早期感染风疹病毒,可导致胎儿先天性心脏病或先天性白内障;孕妇服用反应停后可导致“海豹症”等。此外,有些遗传病在出生时并无症状,而发育到一定年龄时才发病,因此不表现出先天性。如 Huntington 舞蹈病是一种典型的常染色体显性遗传,病人往往在 35 岁以后才发病;假性肥大型肌营养不良症患者通常要到 4~5 岁才出现临床症状。

4. 家族性　家族性是指疾病的发生所具有的家族聚集性。遗传病往往表现出发病的家族聚集性,如短指症常表现在亲代与子代间的代代相传。但不是所有的家族性疾病都是遗传病,家族性疾病也有可能是由环境因素造成的,如同一个家庭饮食中长期缺乏维生素 A,则这个家庭中多个成员有可能患夜盲症。此外,不是所有的遗传病都表现为家族性,一些常染色体隐性遗传病如白化病,就看不到家族聚集现象,而常常是散发病例。

二、遗传病分类

人类遗传病的种类繁多,根据遗传物质的突变方式和传递规律的不同,遗传病可分为五类:单基因遗传病、多基因遗传病、染色体病、线粒体遗传病、体细胞遗传病。

1. 单基因遗传病　由于单个基因突变所引起的疾病称为单基因病(single gene disorders)。这类疾病的遗传符合 Mendel 遗传规律。如并指、白化病和红绿色盲等。单基因病通常呈现特征性的家系传递格局。2003 年人群中已知的单基因病和异常性状已达 14 515 种,人群中约有 3%~5% 的人受累于单基因病。

2. 多基因遗传病　由多对(二对以上)微效基因与环境因素共同作用所引起的疾病称为多基因病(polygenic diseases)。如唇裂、精神分裂症和高血压等。多基因病有家族聚集现象,但没有单基因病那样明确的家系传递格局。迄今,多基因病估计有 100 多种,人群中约有 15%~20% 的人受累于多基因病。

3. 染色体病　由于染色体数目或结构异常所引起的疾病称为染色体病(chromosomal disorders)。如 21 三体综合征、5p⁻ 综合征等。染色体病通常不在家系中传递,但也有可以传递的。目前已记载的染色体病有 16000 多种,人群中约有 0.5%~1% 的人受累于染色体病。

4. 线粒体遗传病　由于线粒体基因突变所引起的疾病称为线粒体遗传病(mitochondrial diseases),呈母系遗传。如 Leber 视神经病。目前已知人类有 100 多种疾病与线粒体 DNA 突变有关。

5. 体细胞遗传病　由于体细胞遗传物质改变所引起的疾病称为体细胞遗传病(somatic cell genetic disorders)。如肿瘤、白血病和一些先天畸形。

图片:遗传病的分类

第二节　遗传物质概述

 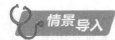

小赵是家里的独生子,婚后希望生育一个男孩以延续赵家香火。在媳妇怀孕后天天逼她吃各种

"酸性食物",说是"酸儿辣女",小赵媳妇很不开心。

请思考:

1. 生男生女的决定因素是什么?
2. 通过检查性染色质来确定胎儿性别是否可行? 为什么?

一、遗传物质的细胞学基础

(一) 细胞的基本结构

细胞是生物体形态结构和功能的基本单位。所有生物体都由细胞构成,虽然组成不同组织和器官的细胞大小、形态和功能彼此不同,但细胞的基本结构是相似的。在光镜显微镜下,动物细胞由细胞膜、细胞质和细胞核三部分构成(图 2-1)。

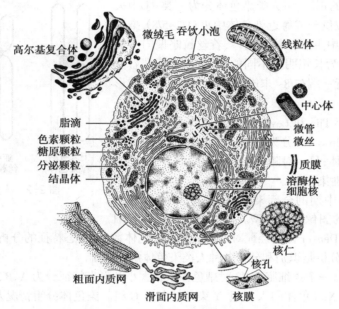

图 2-1 细胞的亚显微结构模式图

1. 细胞膜　细胞膜为包围在细胞外的一层薄膜,又称质膜。它将细胞与外界微环境分隔,形成一种屏障,参与细胞的生命活动。

2. 细胞质　细胞膜与细胞核之间的部分为细胞质,是细胞新陈代谢与物质合成的重要场所。细胞质主要由细胞器、细胞基质和细胞骨架组成。其中细胞器是细胞质内具有特定形态与功能的结构,包括线粒体、内质网、高尔基复合体、核糖体、溶酶体、中心体、微管和微丝等。真核细胞主要细胞器的形态结构和功能见表 2-1。

表 2-1 真核细胞主要细胞器的形态结构和功能

细胞器	主要形态结构	主要功能
核糖体	由 rRNA 和蛋白质组成的椭圆形粒状结构	蛋白质合成的场所
内质网	为扁平囊状(粗面内质网)或管状(滑面内质网)结构	粗面内质网用于合成和转运蛋白质;滑面内质网参与糖类和脂类的合成、与类固醇激素的合成有关
高尔基复合体	由扁平囊、小囊泡和大囊泡组成	对细胞内合成的蛋白质进行加工和包装,并参与糖蛋白的合成与修饰
线粒体	为线状、粒状或杆状的囊状结构	产生能量 ATP,是细胞的供能中心
溶酶体	内含多种酶的扁平囊状结构	细胞内的消化器,能分解蛋白质、糖类和脂类等物质,在细胞内有消化、防御和保护作用

3. 细胞核　细胞核是真核细胞中体积最大、功能最重要的细胞器,是细胞遗传和代谢活动的控制中心,在细胞生命活动中起着决定性的作用。存在于间期的细胞核称间期核,由核膜、核仁、染色质和核基质四部分构成。其中染色质是遗传物质的载体,其化学成分主要是组蛋白和脱氧核糖核酸(DNA)。在细胞进入分裂期时,染色质高度折叠、盘曲而凝缩成条状或棒状的染色体。因此,染色质和染色体是同一物质在不同的细胞时期所表现出的两种形态。

(二)人类染色体

1. 人类染色体的形态与结构　细胞分裂中期的染色体即中期染色体形态最为典型,易于观察。每一个中期染色体均由两条染色单体(姐妹染色单体)构成,两条染色单体通过一个着丝粒彼此相连,形成二分体。着丝粒将染色体分为两臂,较长的称为长臂(q),较短的称为短臂(p),两臂末端各有一特化部分称端粒,端粒是染色体稳定的必要条件。

根据着丝粒位置的不同,将人类染色体分为三类:①中央着丝粒染色体,着丝粒位于或靠近染色体中央(1/2~5/8),染色体长、短臂相近;②亚中央着丝粒染色体,着丝粒略偏向一端(5/8~7/8),将染色体分为长短明显不同的两个臂;③近端着丝粒染色体,着丝粒靠近一端(7/8~ 末端),短臂的末端有一球形的随体(图 2-2)。

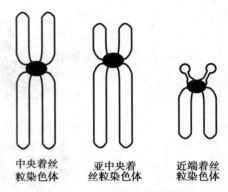

中央着丝 　　亚中央着 　　近端着丝
粒染色体 　　丝粒染色体 　　粒染色体

图 2-2　人类染色体的类型

2. 核型　1956 年 Tjio 和 Leven 确证了人类体细胞正常染色体数目是 46,即 2n = 46,分为 23 对,其中 1~22 对染色体男女都有称为常染色体;另一对随男女性别不同而异,女性为 XX,男性为 XY,称为性染色体。

一个体细胞分裂中期的全部染色体,按其大小、形态特征、顺序排列所构成的图像称为核型。核型分析是将待测细胞的全部染色体按照 Denver 体制经配对、排列,进行染色体数目、形态特征的分析,确定其是否与正常核型完全一致。核型分析是识别和分析各种人类染色体病的基础。

根据 Denver 体制,一个体细胞的 23 对染色体根据大小和形态特征分为 A、B、C、D、E、F、G 7 个组,A 组最大,G 组最小。X 染色体归入 C 组,Y 染色体归入 G 组。染色体分组情况及其各组染色体形态特征见表 2-2。

表 2-2　人类染色体的分组与形态特征

组别	染色体编号	大小	着丝粒位置	随体
A	1~3	最大	中央着丝粒(1、3 号) 亚中央着丝粒(2 号)	–
B	4~5	大	亚中央着丝粒	–
C	6~12;X	中等	亚中央着丝粒	–
D	13~15	中等	近端着丝粒	有
E	16~18	较小	中央着丝粒(16 号) 亚中央着丝粒(17、18 号)	–
F	19~20	小	中央着丝粒	–
G	21~22;Y	最小	近端着丝粒	有

根据国际体制的规定,正常核型的描述包括染色体的总数及性染色体的组成,其书写方式为:正常男性核型:46,XY;正常女性核型:46,XX。

3. 性染色质　性染色质是间期细胞核内 X 和 Y 染色体的异染色质部分显示出来的一种特殊结构。包括 X 染色质和 Y 染色质两类。

笔记

(1) X 染色质:1949 年 Barr 等人在雌猫神经元细胞间期核中发现一种浓缩小体。进一步研究发现,其他雌性哺乳类动物间期细胞中也同样存在。正常女性的间期细胞核中有一紧贴核膜内缘的染色较深、直径大小约为 1 μm 的椭圆形小体称巴氏小体、X 小体或 X 染色质(图 2-3)。通过检查 X 染色质数目可计算细胞中 X 染色体数目,其计算方法是:X 染色体的数目 = X 染色质数 +1。

(2) Y 染色质:男性的体细胞或部分精细胞用荧光染料染色后,Y 染色体长臂远端部分可被荧光染料染色后发出荧光,在荧光显微镜下看到细胞核中有一直径约 0.3 μm 的强荧光小体,该小体称为 Y 染色质或称 Y 小体(图 2-4),故细胞中的 Y 染色体数目等于 Y 染色质数目。

通过间期细胞核中 X 染色质和 Y 染色质的检查可以进行胎儿性别的初步鉴定,也可以用于诊断性染色体数目异常的疾病。

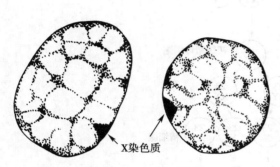

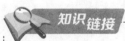

图 2-3 X 染色质

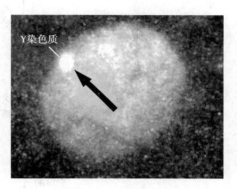

图 2-4 Y 染色质

知识链接

Lyon 假说

1961 年英国遗传学家赖昂(Lyon)提出了 X 染色质失活假说,称为 Lyon 假说,其要点如下:①剂量补偿。女性体细胞内有两条 X 染色体,男性体细胞内只有一条 X 染色体。但女性体细胞中只有一条 X 染色体有转录活性,另一条则无转录活性,这样,男女体细胞中 X 染色体的基因产物在数量上就基本相等。失去活性的这条 X 染色体在间期细胞核中螺旋化,呈异固缩状态形成了异染色质。一个细胞中无论有多少条 X 染色体,都仅一条 X 染色体保留转录活性,其余的 X 染色体均失活。②X 染色体的失活发生在胚胎发育的早期。大约在胚胎发育的 16 天,每个细胞中的 1 条 X 染色体失去活性。③X 染色体的失活是随机发生的。可以是来自父亲,也可以是来自母亲,而且机会均等。

(三) 配子发生

配子发生是指精子和卵子的形成过程。亲代通过配子形成将遗传信息储藏在精子和卵子中,通过受精传递给子代,从而保证了物种的延续性。

1. 精子的发生　精子发生在男性睾丸曲细精管上皮中的精原细胞,可分为增殖期、生长期、成熟期和变形期四个阶段(图 2-5)。

1) 增殖期:青春期性成熟后精原细胞经过有丝分裂不断地分裂增殖使数量增加,精原细胞中染色体数目为 46 条,属二倍体(2n)。

2) 生长期:精原细胞经过数次分裂后体积增大,分化为初级精母细胞,其染色体数目仍为二倍体(2n)。

3) 成熟期:成熟期又称为减数分裂期,一个初级精母细胞(2n)经过减数分裂后形成 4 个精细胞,核型为 23,X 和 23,Y,成为单倍体(n)。

4) 变形期:精细胞在此期经过形态变化,细胞变长,形成尾部,成为能主动游动的精子。

2. 卵子的发生 卵子发生在女性卵巢的生发上皮,其基本过程中与精子发生相似,但无变形期(图 2-6)。

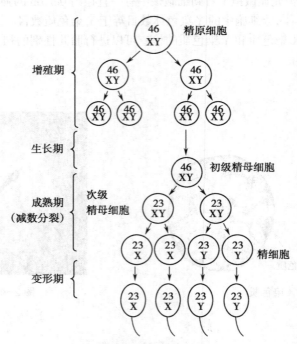

图 2-5 精子的发生过程示意图

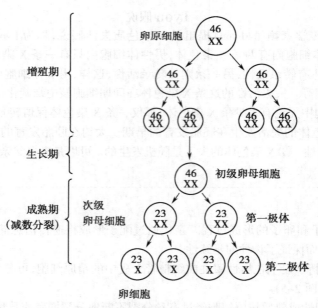

图 2-6 卵子的发生过程示意图

1) 增殖期:卵巢的卵原细胞具有 46 条染色体,为二倍体(2n),经过有丝分裂不断增殖,在胚胎期这类细胞数目达到 600 万个。

2）生长期：卵原细胞体积增大成初级卵母细胞，细胞内积累了大量卵黄、RNA 和蛋白质等物质，为受精后的发育提供物质和能量准备，其染色体仍然为二倍体（2n）。

3）成熟期：初级卵母细胞（2n）经过减数第一次分裂形成 2 个子细胞，体积大的是次级卵母细胞，体积小的是第一极体，均为单倍体（n）；经过减数第二次分裂次级卵母细胞形成 1 个卵细胞，1 个第二极体，第一极体分裂形成 2 个第二极体（n）。这样，一个初级卵母细胞经过减数分裂形成 1 个卵细胞和 3 个极体，它们的染色体数目都减少了一半，只有 23 条，成为单倍体（n）。卵细胞即成为卵子，极体以后不能继续发育而退化、消失。

人类卵子的发生从胚胎期就开始了，卵原细胞的增殖在女性胎儿发育到 5 个月时就达到约 400 万 ~500 万个。这时期有丝分裂往往停止，卵原细胞生长成为初级卵母细胞。出生后，初级卵母细胞的减数分裂停止在前期Ⅰ，并且卵巢中的卵母细胞逐渐退变。新生儿两侧卵巢共有约 70 万 ~200 万个原始卵泡，到青春期已减少到约 4 万个，女子在排卵之前的 36~48 小时，每个月通常有 1 个初级卵母细胞恢复其减数分裂，形成次级卵母细胞。排卵时，次级卵母细胞停留在中期Ⅱ，受精后，才继续完成第二次减数分裂，形成卵细胞，如未受精，次级卵母细胞在 24 小时内死亡。

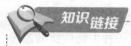

少 精 子 症

少精子症是指男性精液中的精子数目低于正常具有生育能力男性的一种疾病，是男性不育症的主要原因之一。国际卫生组织规定男性的精子每毫升应不低于 2000 万，低于 2000 万时则为少精子症。少精子症有的是永久性的，有的则是暂时性的。造成暂时性的精子质量不高的原因有很多，包括精索静脉曲张、隐睾、生殖道感染、自身免疫和内分泌异常，也包括酗酒、抽烟、超负荷工作、高温环境、内裤过紧、失眠、工作和情绪压力等，患者完全可以通过健康的生活方式来提高精子质量。

二、遗传物质的分子基础

（一）遗传物质的种类

在生物界中，一切生物都含有核酸，核酸分为两类，一类是脱氧核糖核酸（DNA），另一类是核糖核酸（RNA）。绝大部分生物（包括人类）的遗传物质是 DNA，仅极少数生物的遗传物质是 RNA，如 RNA 病毒。

（二）DNA 的结构、功能

1. DNA 的化学组成　染色体（染色质）的主要化学成分主要是 DNA 和组蛋白，还含有少量的 RNA 和非组蛋白。大量的事实说明，这些成分中只有 DNA 才是真正的遗传物质。

DNA 分子的基本组成单位是脱氧核苷酸。每个脱氧核苷酸由一分子磷酸、一分子脱氧核糖和一分子碱基组成。碱基包括腺嘌呤（A）、鸟嘌呤（G）、胞嘧啶（C）和胸腺嘧啶（T）。由于碱基的不同，组成 DNA 的脱氧核苷酸有 4 种：即腺嘌呤脱氧核糖核苷酸（dAMP）、鸟嘌呤脱氧核糖核苷酸（dGMP）、胞嘧啶脱氧核糖核苷酸（dCMP）和胸腺嘧啶脱氧核糖核苷酸（dTMP）。

2. DNA 的分子结构　DNA 分子是由几千至几千万个脱氧核苷酸聚合而成的，相邻的脱氧核苷酸之间通过磷酸二酯键连接起来，构成脱氧多核苷酸长链（DNA 单链）。生物的遗传性状是以脱氧核苷酸的排列序列来储存遗传信息的。

1953 年，美国生物学家沃森（J.D.Watson）和英国物理学家克里克（F.Crick）提出了令世人公认的 DNA 双螺旋结构模型（图 2-7）。其结构特点是：①DNA 分子由两条走向相反的脱氧多核苷酸链构成，一条走向是 $3' \rightarrow 5'$，另一条走向是 $5' \rightarrow 3'$；②两条脱氧多核苷酸链平行地围绕同一中心轴向右盘旋，形成右手双螺旋结构；③在 DNA 的双螺旋结构中，磷酸和脱氧核糖交替排列，位于双螺旋结构的外侧，碱基位于双螺旋结构的内侧；④两条链上的碱基遵循严格的碱基配对原则，通过氢键连接成碱基对。碱基配对原则是 A 与 T 或 T 与 A 配对，C 与 G 或 G 与 C 配对。

图片：核酸的种类与组成

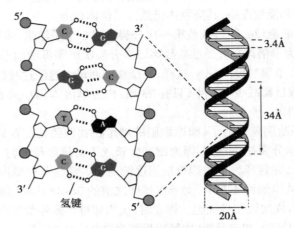

图 2-7　DNA 分子双螺旋结构模型图

3. DNA 的功能　　DNA 是生物的遗传物质,其主要功能是储存、复制和传递遗传信息。

(1) 储存遗传信息:DNA 分子中,位于两条链内侧的碱基,其排列顺序储存着各种生物性状的遗传信息。尽管构成 DNA 的碱基(A、T、G、C)只有四种,但一个 DNA 分子中所含碱基常常不下几十万或几百万对,4 种碱基以无穷尽的方式排列,规定了 DNA 分子的无限多样性。如某一段 DNA 分子含有 100 个碱基对,则该段碱基就可有 4^{100} 种不同的排列组合方式,所以 DNA 分子中碱基对的排列顺序决定了生物的各种性状。

(2) DNA 的复制:以 DNA 分子的两条链为模板,在 DNA 聚合酶的作用下互补合成子代 DNA 的过程称为 DNA 的复制。通过复制子代 DNA 分子中脱氧核苷酸的排列顺序与亲代 DNA 分子完全相同,这样遗传信息就由亲代 DNA 分子传递到了子代 DNA 分子。

(三) 基因与基因表达

基因的表达是细胞在生命活动过程中,将一个基因所携带的遗传信息转变成具有生物活性的蛋白质(或酶)的过程。包括转录和翻译两个步骤。

1. 转录　　真核细胞中的 DNA 主要存在于细胞核内,转录是在细胞核中进行的,而蛋白质的合成则是在细胞质中的核糖体上进行的。在转录过程中起模板作用的那条 DNA 单链称为模板链,又称为反编码链;而与模板链互补的、不作为转录模板的另一条 DNA 单链称为非模板链,又称为编码链。

2. 翻译　　翻译是以 mRNA 为模板指导蛋白质合成的过程。核糖体是蛋白质合成的场所,把各种特定的氨基酸分子连接成多肽链。

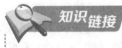 知识链接

地中海贫血症

由于遗传的基因缺陷致使血红蛋白中一种或一种以上珠蛋白链合成缺如或不足所导致的贫血或病理状态。根据病情轻重的不同,分为 3 型:①重型:出生数日即出现贫血、肝脾肿大进行性加重,黄疸,并有发育不良,其特殊表现有:头大、眼距增宽、马鞍鼻、前额突出、两颊突出,其典型的表现是臀状头,长骨可骨折;骨骼改变是骨髓造血功能亢进、骨髓腔变宽、皮质变薄所致。少数患者在肋骨及脊椎之间发生胸腔肿块,亦可见胆石症、下肢溃疡。②中间型:轻度至中度贫血,患者大多可存活至成年。③轻型:轻度贫血或无症状,一般在调查家族史时才发现。

本病缺少根治的方法,临床中、重型预后不良,故在婚配方面医生应向有阳性家族史或患者提出医学建议,进行婚前检查和胎儿产前基因诊断,避免下一代患儿的发生。

 笔记

第三节 遗传物质的改变

一、基因突变

1. **基因突变的概念** 人类和各种生物细胞内的基因都能保持相对的稳定性,但并非固定不变。在一定内外因素的影响下,遗传物质可能发生改变。基因突变是基因组 DNA 分子在结构上发生碱基对组成或排列顺序的改变,也称点突变。

基因突变是生物界中存在的普遍现象,它可以发生在生殖细胞,也可以发生在体细胞,因此可分为生殖细胞突变和体细胞突变。发生在生殖细胞中的基因突变不会引起个体表现发生改变,但可以通过有性生殖遗传给后代,并存在于子代的每个细胞里,从而使后代的遗传性状发生相应改变;发生在体细胞中的基因突变只能引起单个个体形态或生理上的改变,而不会传递给后代,但通过有丝分裂,可形成一群具有相同遗传改变的细胞,这些细胞可能成为病变甚至癌变的基础。

2. **基因突变的特征**

(1) 多向性:一个基因可以朝着不同的方向发生突变,产生若干个不同的突变基因,在群体中它们位于同一个基因位点,构成复等位基因。如人类 ABO 血型系统,就是由位于 9q34 这一区域同一个基因座上的 I^A、I^B 和 i 三个复等位基因所决定的,但每个人只具备其中的两个基因。

(2) 可逆性:正常基因与突变基因之间可通过突变相互转变的情况称为基因突变的可逆性。由正常基因转变为突变基因的过程称为正向突变,由突变基因转变为正常基因的过程称为回复突变。人类中出现的返祖现象,就是由于基因发生了回复突变引起的。一般情况下,回复突变的频率低于正向突变频率。

(3) 有害性:对人体来说,大部分基因突变是有害的,不利于个体的生长发育。人类的单基因遗传病一般是基因突变造成的。但是基因突变的有害性往往是相对的,有些突变只引起非功能性 DNA 序列组成的改变,并不造成核酸和蛋白质正常功能的损害。

(4) 稀有性:尽管基因突变是生物界普遍存在的一种遗传事件,但在自然状况下,各种生物的突变率都是很低的。人类基因的突变率为 $10^{-4} \sim 10^{-6}$ / 生殖细胞 / 代,表示每代 1 万 ~100 万个生殖细胞中,有一个基因发生突变。

(5) 重复性:是指已经发生突变的基因,在一定的条件下,还可能再次独立地发生突变而形成其另外一种新的等位基因形式。即对于任何一个基因位点来说,其突变会以一定的频率反复发生。

3. **诱发基因突变的因素** 基因突变分为自发突变和诱发突变。自发突变是在自然条件下,没有人为干涉,未经任何人工处理而发生的突变,也称自然突变。诱发突变则是指在诱变剂的作用下发生的突变。凡是能诱发基因突变的各种内外环境因素统称为诱变剂。能够引起基因突变的诱变剂种类是极其复杂、多种多样的,主要有物理因素(如紫外线、X 射线)、化学因素(如亚硝胺盐、烷化剂)和生物因素(如麻疹病毒、风疹病毒)等。

4. **基因突变的后果** 基因突变可对机体造成不同程度的影响,根据影响程度不同,可分为几种情况:①变异后果轻微,对机体不产生可察觉的效应;②造成正常人的遗传学差异,这种差异一般对人体并无影响,如 ABO 血型,在人类进化过程中,由 i 基因突变形成 I^A、I^B 基因,构成复等位基因,不同人表现为A、B、AB、O 型血;③可能给个体的生育能力和生存带来一定的好处,如 HbS 突变基因杂合子比正常的HbA 纯合子更能抗恶性疟疾,有利于个体生存;④引起遗传性疾病,导致个体生育能力降低和寿命缩短,包括基因突变所致的分子病和遗传性代谢酶病;⑤致死性突变造成死胎、自然流产或出生后夭折等。

二、染色体畸变

人类染色体的数目和结构是比较稳定的,不因种族、肤色及地区不同而有所差异。染色体的数目及染色体上基因间的一定排列顺序和空间关系的完整性,对人体的正常发育是不可缺少的。由于某种因素引起的染色体数目或结构上的变化,称为染色体畸变或染色体异常。研究表明,导致染色体畸变的因素是多方面的,有些是自发产生的,有些是由于外界因素诱发产生的。主要包括物理因素如电离辐射、化学因素如诱变剂、生物因素如病毒等。染色体畸变可分为染色体数目畸变和染色体结构畸变两大类。

(一) 染色体数目畸变

人体正常生殖细胞中所含的全部染色体称为一个染色体组,也称为单倍体(n)。人类正常体细胞具有两个染色体组染色体,称为二倍体(2n=46)。以二倍体为标准,染色体数目的增加或减少,称为染色体数目畸变。染色体数目畸变有以下三种类型:

1. **整倍体变异** 细胞内染色体数整组地增加或减少称为整倍体变异。整组染色体的减少可形成单倍体(n=23);整组染色体的增加可形成多倍体,多倍体包括三倍体(3n=69)、四倍体(4n=92)等。人类单倍体是不能存活的,三倍体在流产胎儿中较常见,是自然流产的重要原因之一,三倍体是致死性的,极为少见,四倍体更为罕见。三倍体可能是由于受精的卵细胞为二倍体,或是由于双精子受精所致。染色体数目成倍地发生变化,主要来源于生殖细胞成熟过程中染色体的不分离。

2. **非整倍体变异** 体细胞中的染色体数目增加或减少一条或几条的现象称为非整倍体变异,这是临床上最常见的染色体畸变类型。主要与细胞分裂(减数分裂或有丝分裂)时染色体不分离(图2-8、图2-9)或染色体丢失有关。非整倍体变异有三种类型:①单体型:某一号染色体减少一条,受精卵细胞中的染色体数目为2n−1=45。常染色体的单体型严重破坏基因平衡,因而是致死的,但X染色体单体型的女性可见于儿童或成人。②三体型:某一号染色体多了一条,受精卵细胞中的染色体数目为2n+1=47。常染色体三体型多导致流产(21、13、18三体型除外),性染色体三体型较常见。③多体型:某一号染色体增加到四条或四条以上。

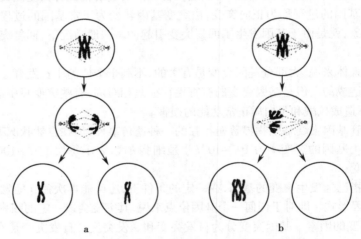

图 2-8 减数第一分裂时染色体不分离
a. 正常分离;b. 同源染色体不分离

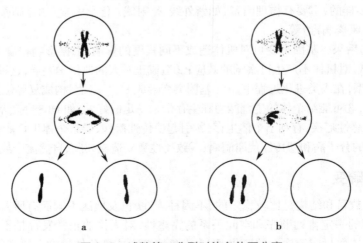

图 2-9 减数第二分裂时染色体不分离
a. 正常分离;b. 姐妹染色单体不分离

3. 嵌合体　一个个体同时具有两种或两种以上不同染色体核型的细胞群,这种个体称为嵌合体。如 46,XY/47,XXY、45,X/46,XX 个体。一般认为,嵌合体是由于受精卵在最早几次的卵裂过程中,染色体不分离或丢失造成的。

(二)染色体结构畸变

染色体结构畸变的基础是染色体断裂及断片重新连接异常,使部分结构发生改变(图 2-10)。常见的类型主要有缺失、重复、倒位、易位等。

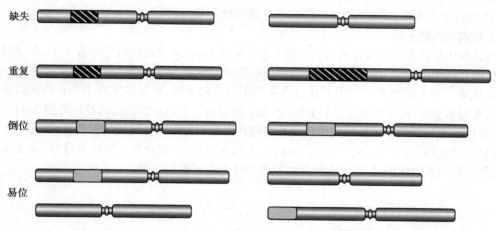

图 2-10　染色体结构畸变类型

1. 缺失　染色体断裂后丢失了一部分称为缺失(deletion),分为末端缺失和中间缺失。
2. 倒位　一条染色体在中间发生两次断裂,形成的片段倒转 180° 后重新接合,造成染色体上的基因顺序的重排,称为倒位(inversion),包括臂内倒位和臂间倒位。倒位往往不出现遗传物质的改变,故一般无明显的表现型效应。
3. 重复　一条染色体断裂下来的片段,连接到同源染色体中的另一条染色体的相应部位,结果造成前者丢失,后者重复(duplication)。
4. 易位　一条染色体断裂下来的片段接到另一条非同源染色体上称为易位(translocation),主要有相互易位和罗伯逊易位。

因先天性染色体数目异常或结构畸变引起的疾病称染色体病,染色体异常遗传病可以分为常染色体病和性染色体病。由于染色体上基因很多,染色体变异可以引起遗传物质较大的改变,常常引起许多种遗传病,造成较严重的后果,甚至在胚胎期就引起自然流产。临床表现多种多样,即表现为综合征。至今已被证实命名的人类染色体异常遗传病已有 100 多种,这些病几乎涉及每一对染色体。

(陈丽霞)

视频:染色体畸变

第四节　常见遗传病

情景导入

李女士的弟弟因患假肥大型肌营养不良症(XR 病)于 15 岁病逝,她的父母均正常,妹妹也正常。李女士得知弟弟的病是遗传病,婚后她很担心自己的子女也患假肥大型肌营养不良症,来医院遗传咨询。

请思考:

1. 李女士弟弟的病是由谁遗传来的?
2. 李女士的后代有可能患该病吗? 男女发病机会是否相同?

人类遗传病的种类繁多,根据遗传物质的突变方式和传递规律的不同,遗传病可分为五大类:单基因遗传病、多基因遗传病、染色体病、线粒体遗传病和体细胞遗传病。以下重点介绍前三种。

一、单基因遗传病

单基因遗传病简称单基因病,是指受一对等位基因控制而发生的遗传病。单基因病在上下代间的传递遵循孟德尔定律,故又称孟德尔式遗传病。根据决定某一性状或疾病的基因是在常染色体上还是性染色体上,是显性基因还是隐性基因,将单基因病分为常染色体显性遗传病、常染色体隐性遗传病、X 连锁显性遗传病、X 连锁隐性遗传病和 Y 连锁遗传病五种。

(一) 系谱与系谱分析

系谱分析法是研究人类遗传病最常见的方法。系谱(pedigree)是指从先证者入手,在详细调查其家庭成员的发病情况后,按照一定的格式绘制成的图谱。先证者(proband)是指该家族中第一个被确诊的患病成员。一个完整的系谱中不仅包括家族中患病的个体,也包括家族中所有的健康成员。根据绘制出来的系谱图,按遗传规律进行分析,即为系谱分析。系谱分析常用的符号见图 2-11。在临床实践中,常用系谱分析确定所发现的疾病是否有遗传因素的作用及其可能的遗传方式,还可以通过系谱分析,评估家庭成员的发病风险或再发风险。在调查过程中,调查的人数越多越好,除要求信息准确外,还要注意病人的性别、年龄、病情、死亡原因和是否有近亲婚配等。

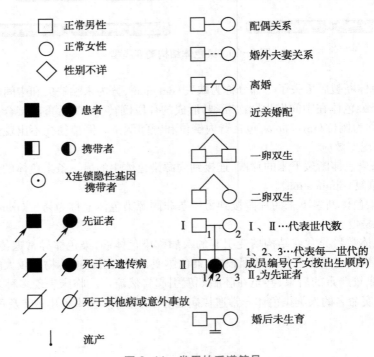

图 2-11 常用的系谱符号

(二) 常染色体显性遗传病

控制一种性状或遗传病的基因是显性基因,位于 1~22 号常染色体上,其遗传方式称为常染色体显性遗传(AD)。由位于常染色体上的显性致病基因控制的疾病称为常染色体显性遗传病。假定用 A 表示显性致病基因,用 a 表示隐性正常基因,则基因型 AA 和 Aa 的个体患病,基因型 aa 的个体正常。对 AD 病来说,病人大都是杂合体(Aa),纯合体(AA)的病人很少。但由于基因表达受各种复杂因素的影响,杂合体(Aa)有可能出现不同的表现形式,因此可将常染色体显性遗传分为以下几种不同的类型:

1. 完全显性遗传 完全显性遗传是指杂合体(Aa)与显性纯合体(AA)的表现型完全相同。例如短指(趾)症是一种常染色体显性遗传病,病人由于指骨(或趾骨)短小或缺如,致使手指(或足趾)变短。完全显性指 Aa 与 AA 的表现型不能区分,实际上绝大多数短指症的基因型是 Aa。如果病人(Aa)与正常人(aa)婚配,其所生子女中,大约有 1/2 是病人。

　　图 2-12 是一个短指症的系谱。通过分析可知,常染色体显性遗传病的系谱有如下特点:①致病基因位于常染色体上,男女发病机会均等;②系谱中可看到本病的连续传递现象,即连续几代都有病人;③病人的双亲中必有一方为病人,但绝大多数为杂合体,病人的同胞和子女中约有 1/2 患病;④双亲都无病时,子女一般不患病,除非发生新的基因突变。

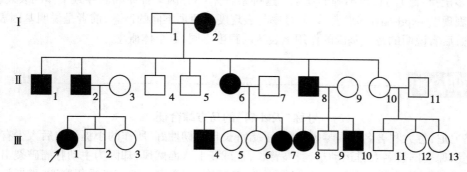

图 2-12　短指症的系谱

　　2. 不完全显性遗传　不完全显性遗传也称为半显性遗传,是指杂合体(Aa)的表现型介于显性纯合体(AA)与隐性纯合体(aa)的表现型之间。也就是说,在杂合体(Aa)中,基因 a 的作用也有一定程度的表现。所以,在不完全显性遗传病中,显性纯合体(AA)为重型病人,杂合体(Aa)为轻型病人,隐性纯合体(aa)为正常人。

　　软骨发育不全症属于不完全显性遗传。本病纯合体(AA)病人病情严重,多在胎儿期或新生儿期死亡,而杂合体(Aa)病人在出生时即有体态异常,表现出身材矮小,躯干长,四肢短粗,下肢向内弯曲,头大且前额突出等症状。主要是由于长骨骨骺端软骨细胞形成及骨化障碍,影响了骨的生长所致。如果一个软骨发育不全症病人(Aa)与正常人婚配,每生一个孩子有 1/2 的可能性是病人(Aa),1/2 的可能性是正常人(aa);如果两个软骨发育不全症病人婚配,后代中约 1/4 的可能性为正常人(aa),1/2 的可能性为杂合体病人(Aa),1/4 的可能性为纯合体病人(AA),后者将死于胚胎期或早期夭折。

图片:软骨发育不全症病人

　　3. 不规则显性遗传　在一些常染色体显性遗传病中,杂合体由于某种原因不表现出相应的症状,或即使发病但病情程度有差异,使传递方式有些不规则,称不规则显性遗传或外显不全。多指(趾)症是不规则显性遗传的典型实例,病人的症状是指(趾)数增多,增加的指(趾)可以有完整的全指(趾)发育,也可以只有软组织增加而形成的赘生物。图 2-13 为一个多指症家族的系谱,先证者(III₂)患多指症,其后代三个子女中两个是多指病人,III₂ 的基因型一定是杂合体,III₂ 的父母表型均正常,那么 III₂ 的致病基因到底是来自父亲还是来自母亲?从系谱特点可知,III₂ 的致病基因应来自父亲(II₃),这可从 III₂ 的祖母(I₂)和二伯父(II₂)为多指病人而得到旁证。II₃ 带有的显性致病基因由于某种原因未能得到表达,所以未发病,但有 1/2 的可能性向后代传递。不规则显性遗传产生的原因,可能是生物体内外环境因素对显性基因表达产生不同的影响,或不同个体所处不同遗传背景造成的。

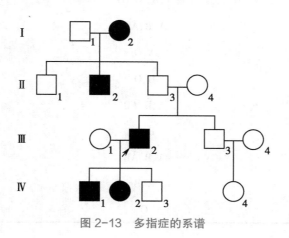

图 2-13　多指症的系谱

图片：多指
症病人

　　显性基因在杂合状态下是否表达出相应的性状,常用外显率来衡量。外显率(penetrance)是指一定基因型的个体在群体中形成相应表现型的百分率。例如,在 10 名杂合体(Aa)中,只有 8 名形成了与基因(A)相应的性状,就认为 A 的外显率为 80%。另外,有些杂合体(Aa),显性基因 A 的作用虽然能表现出相应的性状,但在不同个体之间,表现出的轻重程度有所不同。如多指(趾)症,就有多指(趾)数目不一,多出指(趾)的长短不等的现象。这种杂合体(Aa)因某种原因而导致个体间表现程度的差异,一般用表现度(expressivity)来表示。外显率与表现度是两个不同的概念,前者是说明基因表达与否,是群体概念;后者说明的是在基因的作用下表达的程度不同,是个体概念。

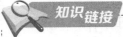

知识链接

号称"天才病"的马方综合征

　　帕格尼尼,意大利著名小提琴家,他的手指特长且柔韧性好,所作的小提琴曲后人少有能完全演奏;海曼,原美国著名女排运动员,身高臂长,在球场上八面威风,却因为主动脉瘤破裂出血猝死于赛场上,这两位著名人士都患有马方综合征。2016 年美国 NBA 篮坛新秀伊赛亚·奥斯汀又因被确诊为该病而宣布终结职业生涯。

　　马方综合征是以骨骼、眼睛、心血管三联征为典型表现的一种先天性结缔组织疾病,为常染色体显性遗传病。病人通常拥有异于常人的体格,表现为身材细高,四肢及指(趾)细长,伴有高额弓,眼晶体脱位,关节松弛及一系列心脏和大血管病变。心血管病变主要侵犯主动脉、主动脉瓣和二尖瓣,为致死的主要原因。

　　4. 共显性遗传　一对等位基因,彼此间没有显性和隐性的区别,在杂合状态时,两种基因的作用都能表达,称为共显性遗传。人类 ABO 血型的遗传可作为共显性遗传的实例。ABO 血型决定于一组复等位基因 I^A、I^B 和 i,三种基因位于 9 号染色体长臂的同一位点,互为等位基因,对于每个人来讲只能具有其中的两个基因。基因 I^A 对基因 i 为显性,基因 I^B 对基因 i 也是显性,I^A 和 I^B 为共显性。基因型 $I^A I^A$ 和 $I^A i$ 都决定红细胞膜上抗原 A 的产生,这种个体为 A 型血;基因型 $I^B I^B$ 和 $I^B i$ 都决定红细胞膜上抗原 B 的产生,这种个体为 B 型血;基因型 ii 决定红细胞膜上不产生抗原 A 和抗原 B,这种个体为 O 形血;基因型 $I^A I^B$ 决定红细胞膜上有抗原 A 和抗原 B,故为 AB 型血,为共显性。

　　根据孟德尔分离律的原理,已知双亲血型,就可以推测出子女中可能出现的血型和不可能出现的血型(表 2–3),这在法医学的亲子鉴定中有一定参考作用。

表 2–3　双亲和子女之间 ABO 血型的遗传关系

双亲血型	子女中可能的血型	子女中不可能的血型
A × A	A、O	B、AB
A × B	A、B、AB、O	—
A × AB	A、B、AB	O
A × O	A、O	B、AB
B × B	B、O	A、AB
B × AB	A、B、AB	O
B × O	B、O	A、AB
AB × AB	A、B、AB	O
AB × O	A、B	AB、O
O × O	O	A、B、AB

笔记

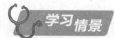

某妇产医院由于突然停电,医护人员很可能将两个刚出生婴儿的标记牌戴错了。为此,对这两个孩子及其父母进行了血型鉴定,结果如下:张家夫妇的血型分别为 AB 型和 O 型,李家夫妇的血型分别为 A 型和 B 型,两个孩子的血型分别为 O 型和 B 型。

请思考:

1. 根据血型遗传规律找到孩子的真正父母。

2. 你是如何判断的? 会不会有误差?

5. 延迟显性遗传　延迟显性遗传是指某些带有显性致病基因的杂合体,在生命的早期不表现出相应症状,当达到一定年龄时,致病基因的作用才表现出来。家族性结肠息肉症属于延迟显性遗传。该病病人的结肠壁上有许多大小不等的息肉,临床主要症状为便血并伴黏液。35 岁左右,结肠息肉可恶变成结肠癌。图 2-14 是一个家族性结肠息肉症的系谱。先证者 II_3 的结肠息肉已恶变为结肠癌,她的母亲 I_2、姐姐 II_1 均死于结肠癌。II_3 的三个子女暂无症状,这是由于他们年龄还小的原因,但他们仍有 1/2 的可能带有致病基因,发生结肠息肉,应定期去医院检查。

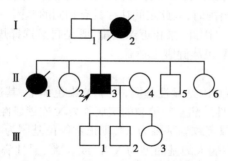

图 2-14　家族性结肠息肉症的系谱

(三)常染色体隐性遗传病

控制一种性状或遗传病的基因是隐性基因,位于 1~22 号常染色体上,其遗传方式称为常染色体隐性遗传(AR)。由位于常染色体上的隐性致病基因控制的疾病称为常染色体隐性遗传病。

在常染色体隐性遗传病中,假定隐性致病基因为 a,相应的显性正常基因为 A,则基因型 AA 和 Aa 的个体表现正常,基因型 aa 的个体患病。在杂合状态(Aa)下,由于显性正常基因(A)的存在,隐性致病基因(a)的作用被掩盖而不能表达,所以杂合体不发病,却能将致病基因(a)传给后代。这种表现型正常但带有致病基因的杂合体,称为携带者(carrier)。临床上见到的常染色体隐性遗传病病人(aa)往往是两个携带者(Aa)婚配所生的后代。

白化病是一种常见的常染色体隐性遗传病,由于病人体内编码酪氨酸酶的基因发生突变,酪氨酸酶缺乏导致黑色素合成发生障碍,从而引起皮肤、虹膜、毛发等白化症状。现用 a 表示该病的致病基因,与其等位的正常基因为 A。当一对夫妇均为携带者(Aa)时,其所生子女中,将有 1/4 的可能性为白化病病人(aa)。图 2-15 是一个白化病的系谱,通过分析可知,常染色体隐性遗传病的系谱有如下特点:①致病基因位于常染色体上,男女发病机会均等;②不连续传递,常为散发病例,有时系谱中只有先证者一个病人;③病人的双亲往往表型正常,但都是致病基因的携带者;④病人的同胞中约有 1/4 患病,有 3/4 正常,在表型正常的同胞中约有 2/3 为携带者;⑤近亲婚配时后代发病率增高。

下面对近亲婚配及其危害加以说明:

近亲婚配(consanguineous mating)是指 3~4 代内有共同祖先的男女之间的婚配。由于近亲个体可能从共同祖先传来同一隐性致病基因,而婚配后有可能同时把此基因传给子女,使子女同一隐性致病基因纯合概率增加,因此,近亲婚配可导致常染色体隐性遗传病在后代中发病风险增加。两个个体之间由于共同祖先或直系亲属的关系而具有同源基因的概率称为亲缘系数。一级亲属是指一个人的父母、子女以及兄弟姐妹,亲缘系数为 0.5;二级亲属是一个人和他(她)的叔、伯、姑、舅、姨、祖父母、外祖父母,亲缘系数为 0.25;三级亲属是指一个人的表兄妹或堂兄妹,亲缘系数为 0.125。

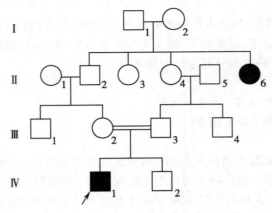

图 2-15　白化病的系谱

我国《婚姻法》第七条明确规定:直系血亲和三代以内的旁系血亲禁止结婚。直系血亲是具有直接血缘关系的亲属,即生育自己和自己所生育的上下各代亲属;三代以内旁系血亲是在血缘上和自己同出于三代以内的亲属。近亲婚配时,彼此之间往往具有相同的基因,一人是某致病基因的携带者时,另一人就有很大可能也是如此。因此,禁止近亲婚配,既是自然选择规律和优生学的客观要求,又是道德观念的要求,实为家庭幸福、民族健康之必需。

(四) X 连锁显性遗传病

控制一种性状或遗传病的基因是显性基因,位于 X 染色体上,其遗传方式称为 X 连锁显性遗传(XD)。由位于 X 染色体上的显性致病基因控制的疾病称为 X 连锁显性遗传病。

在 X 连锁显性遗传病中,假定致病基因为 X^A,则正常等位基因为 X^a,正常女性的基因型为 X^aX^a,正常男性的基因型为 X^aY,女性病人的基因型为 X^AX^A 或 X^AX^a,男性病人的基因型为 X^AY。由于女性有 2 条 X 染色体,只要其中任何一条带有致病基因就会发病,故人群中女性病人多于男性病人。

抗维生素 D 性佝偻病为 X 连锁显性遗传病。病人发病原因是由于肾小管对磷的重吸收能力和小肠对钙磷的吸收能力均不健全,导致血磷下降,尿磷增多,骨质钙化不全而引起的佝偻病。病人可有 O 形腿、X 形腿、鸡胸等骨骼发育畸形和生长发育迟缓等症状。治疗这种佝偻病,采用普通剂量的维生素 D 和晒太阳均难有疗效,必须使用大剂量的维生素 D 和磷酸盐才能起到治疗效果。

图片:抗维生素 D 性佝偻病病人

若女性杂合体病人(X^AX^a)与正常男性(X^aY)婚配,则儿子、女儿各有 1/2 的发病风险;若男性病人(X^AY)与正常女性(X^aX^a)婚配,女儿全部是病人,儿子全部正常。由此可见交叉遗传的现象,即男性的 X 连锁基因只能从母亲传来,将来只传给女儿,不存在从男性到男性的传递,这种遗传方式称为交叉遗传(criss-cross inheritance)或称为绞花遗传。

图 2-16 为抗维生素 D 性佝偻病的系谱。通过分析可知,X 连锁显性遗传病的系谱有如下特点:①人群中女性病人多于男性病人,但女性病人病情较轻;②病人双亲中必有一方为病人,系谱中常可见连续遗传现象;③男性病人的女儿均为病人,儿子均正常;④女性病人(杂合体)的子女中各有 1/2 的发病风险。

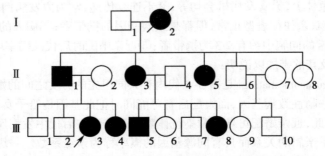

图 2-16　抗维生素 D 性佝偻病的系谱

（五）X 连锁隐性遗传病

控制一种性状或遗传病的基因是隐性基因,位于 X 染色体上,其遗传方式称为 X 连锁隐性遗传（XR）。由位于 X 染色体上的隐性致病基因控制的疾病称为 X 连锁隐性遗传病。

在 X 连锁隐性遗传病中,假定致病基因为 X^a,则正常等位基因为 X^A,正常女性的基因型为 X^AX^A 或 X^AX^a,正常男性的基因型为 X^AY,女性病人的基因型为 X^aX^a,男性病人的基因型为 X^aY。由于女性有 2 条 X 染色体,在只有一个 X 连锁隐性致病基因的状态时（X^AX^a）,她是表型正常的携带者,只有当隐性致病基因纯合状态时（X^aX^a）才表现患病。而男性只有 1 条 X 染色体,Y 染色体上缺少相应的等位基因,故只要 X 染色体上有一个隐性致病基因（X^aY）就发病。因此,X 连锁隐性遗传病在人群中男性病人远远多于女性病人。

红绿色盲是 X 连锁隐性遗传病。病人不能正确区分红色和绿色,这取决于 X 染色体长臂上两个紧密相连的红色盲基因和绿色盲基因,一般将它们综合在一起考虑,称为红绿色盲基因。在中国人中男性色盲发病率为 7%,女性色盲发病率为 0.5%。若男性色盲与正常女性婚配,儿子都正常,女儿都是携带者;女性色盲基因携带者与正常男性婚配,后代中儿子将有 1/2 几率发病,女儿都不发病,但有 1/2 几率为携带者;女性色盲基因携带者与男性色盲婚配,后代中女儿将有 1/2 几率发病,1/2 几率为携带者,儿子将有 1/2 几率发病,1/2 几率正常。

图 2-17 是红绿色盲系谱,通过分析可知,X 连锁隐性遗传病的系谱有如下特点:①人群中男性病人远多于女性病人,系谱中往往只有男性病人;②双亲无病时,儿子可能发病,女儿则不会发病,儿子如发病,其致病基因必定来自携带者母亲;③女性如发病,其父亲一定是病人,母亲是携带者或是病人;④由于交叉遗传,男性病人的兄弟、外祖父、舅父、姨表兄弟、外甥、外孙等有可能是病人。

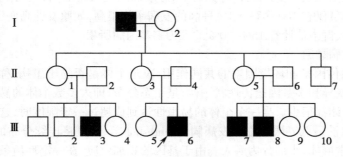

图 2-17 红绿色盲的系谱

（六）Y 连锁遗传病

控制一种性状或遗传病的基因位于 Y 染色体上,其遗传方式称为 Y 连锁遗传（YL）。由位于 Y 染色体上的致病基因控制的疾病称为 Y 连锁遗传病。Y 连锁遗传的传递规律比较简单,因女性没有 Y 染色体,不会传递有关基因,具有 Y 连锁基因者均为男性,故基因只能由男性传给男性,即父传子、子传孙,又称全男性遗传。外耳道多毛症属于 Y 连锁遗传,病人到了青春期,外耳道中可长 2~3cm 成丛的黑色硬毛,常伸出耳孔之外。图 2-18 是一个外耳道多毛症的系谱,该系谱中祖孙三代病人全为男性,女性均无此症状。

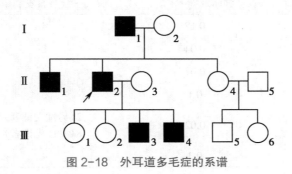

图 2-18 外耳道多毛症的系谱

23

血友病为何又称皇室病?

血友病是一种出血性疾病,病人血浆中因缺少凝血因子(血友病甲为Ⅷ因子缺乏、血友病乙为Ⅸ因子缺乏、血友病丙为Ⅺ因子缺乏),不能使凝血酶原转变成凝血酶,因而发生凝血障碍。轻微外伤后即出血不止,皮下出血可以形成皮下血肿,关节出血可导致永久性关节畸形,严重者可因颅内出血而死亡。

英国女王维多利亚共生育9个孩子,其中4个儿子、5个女儿。她的3位王子患有该病,都是稍有碰撞即出血不止,连最高明的医生也束手无策,结果一个个都短命早夭。当时的欧洲皇室盛行通婚,这样的"门当户对"可以保持皇室血统的"纯洁"。维多利亚女王的5个女儿都十分美丽聪明,于是不少国家的王子都前来求婚,并为能娶到维多利亚女王的女儿而感到无上的光荣和自豪。公主们分别嫁到了西班牙、俄国和欧洲的其他皇室,但不幸的是她们所生下的小王子们也都患上了血友病。这件事把欧洲许多皇室都搅得惶恐不安,由于当时人们并不知道其中的原因,因此又将血友病称为"皇室病"。

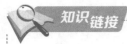

图片:唇裂患儿

二、多基因遗传病

多基因遗传病简称多基因病,是指受多对基因和环境因素的双重影响而引起的疾病。人类的一些常见病,如高血压、冠心病、糖尿病、精神分裂症、哮喘以及先天畸形(唇裂、腭裂、无脑儿等)都属于多基因病。多基因病虽仅有100多种,但每种病的发病率却很高,如原发性高血压的发病率为6%,哮喘的发病率为4%。人群中估计有15%~20%的人为多基因病所累。

(一)易患性与发病阈值

在多基因病中遗传因素和环境因素的共同作用,决定个体是否易于患病,称为易患性(liability)。在群体中,易患性的变异和多基因遗传性状一样,呈正态分布,即大多数个体的易患性接近平均值,易患性很高和很低的个体都很少。当一个个体的易患性达到或超过一定限度时,这个个体就要患病,这个使个体患病的易患性最低界限值称为发病阈值(threshold)。阈值将连续分布的易患性变异划分为两部分:大部分为正常群体,小部分为病人。由于基因的累加效应,在一定环境条件下,阈值代表个体患病所必需的、最少的该致病基因的数量。

(二)遗传度

在多基因遗传病中,遗传因素所起作用大小的程度称为遗传度(heritability),又称遗传率,一般用百分率(%)表示。在多基因病中,遗传度高者可达70%~80%,这表明遗传因素在决定易患性变异和发病上起主要作用,而环境因素的影响较小;反之,遗传度为30%~40%或更低的多基因病,表明环境因素在决定易患性变异和发病上更为重要,遗传因素作用不明显。表2-4列出了一些常见多基因病的遗传度、群体发病率和病人一级亲属的发病率。

表2-4 一些常见多基因病的发病率和遗传度

疾病	群体发病率(%)	病人一级亲属发病率(%)	遗传度
唇裂 ± 腭裂	0.17	4	76
腭裂	0.04	2	76
先天性髋关节脱位	0.07	4	70
先天性畸形足	0.1	3	68
先天性巨结肠	0.02	2(男性先证者) 8(女性先证者)	80
脊柱裂	0.3	4	60

续表

疾病	群体发病率(%)	病人一级亲属发病率(%)	遗传度
无脑儿	0.2	2	60
先天性心脏病(各型)	0.5	2.8	35
精神分裂症	1.0	10	80
糖尿病(青少年型)	0.2	2~5	75
原发性高血压	4~8	20~30	62
冠心病	2.5	7	65
哮喘	4.0	20	80
消化性溃疡	4.0	8	37
强直性脊柱炎	0.2	7(男性先证者) 2(女性先证者)	70

（三）多基因遗传病的遗传特点

1. 发病有家族聚集倾向,但不同于单基因遗传病。病人亲属发病率高于该病群体发病率,但进行系谱分析后,又不符合任何一种单基因遗传方式,病人同胞发病率远低于 1/2 或 1/4,大约只有 1%~10%。

2. 随着亲属级别的降低,病人亲属的发病风险明显下降。在群体发病率低的病种中,这种特征愈明显。如唇裂的群体发病率为 0.17%,病人一级亲属的发病率为 4%,二级亲属的发病率为 0.7%,三级亲属的发病率仅为 0.3%。

3. 有些多基因病的发病率存在种族差异,这说明不同种族或民族的基因库是不同的。

4. 近亲婚配时,子女发病风险也增高,但不如常染色体隐性遗传病那样显著,这与致病基因的累加效应有关。

5. 单卵双生患病的一致率高于双卵双生患病的一致率。

（四）多基因病再发风险的估计

1. 疾病的遗传度、群体发病率与再发风险　如果某种多基因病的群体发病率在 0.1%~1%,遗传度为 70%~80%,则病人一级亲属的发病率(f)近似于该病群体发病率(P)的平方根(Edward 公式)。例如,唇裂 ± 腭裂的群体发病率为 0.17%,遗传度为 76%,病人一级亲属的发病率为 4%。如果群体发病率过高或过低,则上述 Edward 公式不适用。如需了解群体发病率、遗传度和病人一级亲属发病率的关系,则需要查阅图 2-19。如原发性高血压的群体发病率约为 6%,遗传度为 62%,病人一级亲属的发病风险从图中即可查出约为 16%。

2. 患病人数与再发风险　当一个家庭中病人人数愈多,则亲属再发风险愈高。如一对表型正常的夫妇,生了一个唇裂的患儿后,再次生育时其子女再发风险为 4%;如果他们生过两个唇裂患儿,第三胎子女再发风险就会增高 2~3 倍,接近 10%。生育患儿越多,说明这对夫妇携带的致病基因更多,他们虽未发病,但易患性接近阈值,子女再发风险必将相应增高。这一点与单基因病不同,单基因病病人双亲基因型已明确,并严格按照孟德尔定律遗传,故其子女再发风险不会因为已生出几个病人而改变。

3. 病人病情严重程度与再发风险　病人病情愈严重,其一级亲属的再发风险越高。这是因为病情严重的病人,其易患性必然远远超过发病阈值而带有更多数量的致病基因,由此推知其父母也会带有较多数量的致病基因。如果父母未发病,说明他们的易患性更接近阈值,再次生育时子女的发病风险也相应增高。例如单侧唇裂病人同胞的再发风险为 2.46%;单侧唇裂并发腭裂病人同胞的再发风险为 4.21%;双侧唇裂并发腭裂病人,其同胞的再发风险为 5.47%。这一点也不同于单基因病,在单基因病中,不论病情的轻重如何,一般不影响其再发风险,仍为 1/2 或 1/4。

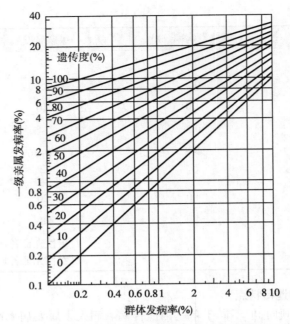

图 2-19　群体发病率、遗传度与患者一级亲属发病率的关系

4. 发病率的性别差异与再发风险　当某种多基因病的群体发病率存在性别差异时,说明该病在不同性别中的发病阈值是不同的。在这种情况下,群体发病率高的性别阈值低,该性别病人的子女再发风险低;相反,群体发病率低的性别阈值高,该性别病人的子女再发风险高,这称为 Carter 效应。例如先天性幽门狭窄,男性的群体发病率为 0.5%,女性的群体发病率为 0.1%。男性病人的儿子发病风险为 5.5%,女儿发病风险为 2.4%;女性病人的儿子发病风险为 19.4%,女儿发病风险为 7.3%,这说明女性病人比男性病人带有更多的易患性基因。

三、染色体病

当染色体在数目或结构上发生异常改变,可能导致个体的生物性状发生改变,包括机体在形态和功能上出现的异常。由于染色体异常涉及许多基因,故机体的异常可能会涉及多个器官或系统,临床表现也多种多样。病人均具有严重或明显的临床症状,常表现为多种畸形的综合征,故又称为染色体异常综合征。临床症状主要表现在以下几个方面:生长发育迟缓、智力缺陷、多发畸形和皮肤纹理改变等。

(一) 21 三体综合征

21 三体综合征又称先天愚型,是人类最早确认也是最常见的一种染色体病。本病于 1886 年由英国医生 Langdon Down 首先描述,故又称 Down 综合征。21 三体综合征在新生儿中的发病率为 1/800~1/600。

临床表现:患儿呈特殊的呆滞面容(图 2-20),鼻梁低平,眼距宽,眼裂小,外眼角上倾,内眦赘皮,虹膜发育不全,常有斜视;耳小,耳位低;颌小,口常半开,舌大外伸,流涎;四肢关节过度屈曲,肌张力低;指短,小指内弯,其中间指骨发育不良;约 50% 的患儿伴有先天性心脏病,其中室间隔缺损约占一半;患儿常有皮纹改变,如通贯手;患儿常表现为不同程度的生长迟缓。智力发育不全是 21 三体综合征最突出、最严重的表现,智商通常在 25~50 之间。智力较好的患儿可学会阅读或做简单的手工劳动,较差者语言和生活自理都有困难。患儿性格温顺,好模仿,爱音乐,但行为动作倾向于定型,抽象思维能力受损最大。

核型:多为三体型(约 92.5%),还有嵌合型(约 5%)和易位型(约 2.5%)。①三体型:核型为 47,XX(XY),+21。发生原因是由于配子形成过程中,21 号染色体发生不分离的结果。染色体不分离发生在母方的病例约占 95%,另 5% 见于父方。此型的发生率随母亲生育年龄的增大而增高,尤其是当母亲年龄大于 35 岁时其发病率明显增高。②嵌合型:核型为 46,XX(XY)/47,XX(XY),+21。发生原因

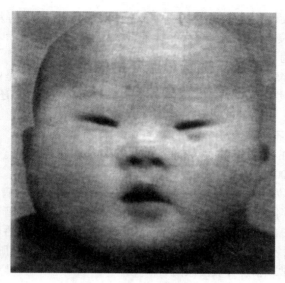

图 2-20 21 三体综合征患儿

是由于受精卵在胚胎发育早期的卵裂过程中,21 号染色体不分离所致,如果染色体不分离发生的时间越早,则异常的细胞系所占的比例就越大,临床症状就越重,反之临床症状就越轻。所以,此类型病人的临床症状多数不如 21 三体型严重、典型。③易位型:最常见的核型为 46,XX(XY),-14,+t (14q21q),即病人体细胞内少了一条正常的 14 号染色体,多了一条 14 号和 21 号染色体易位形成的染色体,临床症状与 21 三体型一致。患儿的父母多为年轻夫妇,可能有一方是 14q21q 平衡易位携带者。

（二）18 三体综合征

18 三体综合征又称 Edward 综合征,新生儿发病率约为 1/8000~1/3500,女性明显多于男性。

临床表现:患儿出生时低体重,生长发育迟缓,智力低下;手呈特殊握拳姿势,第三、四指紧贴掌心,第二、五指压于其上,下肢呈摇椅型足;头面部畸形,小额,低位耳,有一凸出的枕骨;95% 以上有先天性心脏病,多为室间隔缺损。由于患儿有严重畸形,出生后不久死亡。

核型:80% 患者核型为 47,XX(XY),+18,发生原因是病人母亲在形成卵子的减数分裂过程中 18 号染色体发生了不分离。另 10% 为嵌合型,即 46,XX(XY)/47,XX(XY),+18。其余为易位型。

（三）13 三体综合征

13 三体综合征又称 Patau 综合征,新生儿发病率约为 1/25 000,患者女性明显多于男性,发病率与母亲年龄增大有关。

临床表现:患儿中枢神经系统发育严重缺陷,小头畸形,无嗅脑,前脑皮质缺如,严重智力低下;小眼球或无眼球;小颌,多数有唇裂或腭裂;耳位低下,常有耳聋;80% 的病人有先天性心脏病;多指(趾),摇椅型足;男性常有隐睾,女性多有双角子宫及卵巢发育不全等。

核型:80% 核型为 47,XX(XY),+13。15% 为易位型,核型为 46,XX(XY),-14,+t(13q14q),5% 为嵌合型,核型为 46,XX(XY)/47,XX(XY),+13。

（四）5p⁻ 综合征

在常染色体结构畸变引起的疾病中居首位,发病率占新生儿的 1/50 000,女性多于男性。

临床表现:患儿有猫叫样啼哭声,故又称猫叫综合征。智力低下,生长发育迟缓;小头,满月脸,眼间距宽,外眼角下斜;耳低位,小颌,腭裂,并指;约 50% 病例有先天性心脏病。

核型:46,XX(XY),del(5)(p15)。这表明病人的 5 号染色体短臂有部分缺失,缺失的断裂点在 p15,即短臂 1 区 5 带远侧的片段缺失。

（五）先天性卵巢发育不全综合征

先天性卵巢发育不全综合征又称 Turner 综合征,是由 Turner 在 1936 年首先描述的。在新生女婴中发病率约为 1/5000~1/2500,约 98% 的胎儿自然流产,故本病发病率低。

图片：18 三体综合征病人

临床表现:病人外观女性,身材矮小(120~140cm),后发际低,约50%病人蹼颈,肘外翻,乳间距宽,乳房发育差,乳头发育不良;卵巢发育差,为纤维条索状,无滤泡,子宫发育不全,外生殖器幼稚型,原发性闭经,一般无生育能力;智力一般正常,或有轻度障碍。

核型:病人核型多为45,X,体细胞中只有一条X染色体。发生原因是由于病人双亲之一在形成配子的过程中,性染色体发生了不分离,约75%不分离发生在父方。另外还有核型为45,X/46,XX的嵌合型。

图片:先天性卵巢发育不全综合征病人

(六)先天性睾丸发育不全综合征

本病于1942年由Klinefelter等首先发现,故又称为Klinefelter综合征。本病发病率比较高,在男性新生儿中占1/1000~1/500,在不育男性中占1/10。

临床表现:病人外观为男性,儿童期无任何症状,青春期开始出现病症。病人身材高大(常在180cm以上),四肢细长;其体征呈女性化倾向,大部分人无胡须,无喉结,音调较高,体毛稀少,皮下脂肪丰富,皮肤细嫩,约25%的个体有女性乳房发育,其性情体态趋向于女性特点;第二性征发育不良,阴茎短小,睾丸小或隐睾,不能产生精子,故不育;少数病人伴有先天性心脏病;部分病人有轻度智力低下,一些病人有精神异常或精神分裂症倾向。

图片:先天性睾丸发育不全综合征病人

核型:80%~90%病人核型为47,XXY。发生原因是由于病人双亲之一在形成配子的减数分裂过程中性染色体发生不分离。少数病人核型为46,XY/47,XXY,嵌合型病人中若46,XY的正常细胞比例大时,其临床症状较轻,可有生育能力。

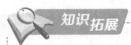

知识拓展

其他常见的单基因遗传病

类型	名称	类型	名称
AD病	家族性高胆固醇血症	AR病	囊性纤维变性
AD病	遗传性出血性毛细血管扩张	AR病	黏多糖累积症Ⅰ型
AD病	遗传性球形红细胞症	XD病	口面指综合征Ⅰ型
AD病	迟发性成骨发育不全症	XD病	高氨血症Ⅰ型
AD病	α-珠蛋白生成障碍性贫血	XD病	Alport综合征
AD病	短指(趾)症	XD病	色素失调症
AD病	肌强直性营养不良	XR病	鱼鳞癣
AD病	成年多囊肾	XR病	Lesch-Nyhan综合征
AR病	镰状红细胞贫血	XR病	Hunter综合征
AR病	婴儿黑矇性痴呆	XR病	糖鞘脂贮积症
AR病	β-地中海贫血	XR病	G-6-PD缺乏症
AR病	苯丙酮尿症	XR病	肾性尿崩症
AR病	尿黑酸血症	XR病	无丙种球蛋白血症
AR病	半乳糖血症	XR病	慢性肉芽肿病
AR病	肝豆状核变性	XR病	无汗性外胚层发育不良症

(廖林楠)

笔记

思考题

1. 林某,女,38岁,怀孕14周,做胎儿性染色质检查,结果X染色质和Y染色质均为阳性。如何描述此胎儿的核型?

2. 男婴乐乐,56天,因全身皮肤黄染而入院。经诊断,乐乐患有I型半乳糖血症。请问:半乳糖血症是怎样发生的?

3. 甲型血友病属于X连锁隐性遗传病,男孩儿亮亮为甲型血友病病人,他的父母、祖父母、外祖父母都正常。请分析亮亮的致病基因最可能的来源。

4. 先天性幽门狭窄是一种多基因遗传病,男性的发病率是女性的5倍,请预测不同性别后代的发病风险。

思路解析　　　扫一扫,测一测

第三章　影响优生的非遗传因素

课件PPT

学习目标

1. 掌握物理因素、化学因素对优生的影响。
2. 熟悉生物因素、营养因素对优生的影响。
3. 了解不良嗜好对优生的影响。
4. 能够分析各种非遗传因素对优生的影响。
5. 具有尊重围生期妇女、耐心开展优生知识宣教的意识和基本能力。

　　影响胚胎、胎儿发生发育的非遗传因素从广义讲应包括人类环境中的物理因素、化学因素、生物因素以及营养因素和不良嗜好等。一般认为,胎儿出生缺陷的原因可分为:①遗传因素;②非遗传因素;③遗传与环境因素共同作用。非遗传因素与出生缺陷的关系已越来越受到人们的关注。据估计,美国每年约出生 25 万名有出生缺陷的婴儿,占活产婴儿的 7%,其中 20% 由于遗传原因,20% 由于环境原因,其余 60% 原因不明,可能由于遗传与非遗传因素共同作用的结果。因此,普及和推广这些知识对于提高人口素质减少出生缺陷的发生非常重要。

第一节　物理因素

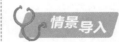

　　本是烈日当头的酷暑时节,王女士却全副武装,看她怀孕足月,还穿着防辐射服,打扮得比穿上手术衣的医生还严实,真担心她会中暑。可王女士却不这么认为,还振振有词地说"我们写字楼里看着环境优雅、舒适,远离风吹日晒,其实存在各种各样的辐射。不能指望人人都像老公一样对自己呵护备至,有些问题只能自己小心了。为了宝宝健康,我什么都能忍受"。哎! 可怜天下父母心呀!

请思考:
1. 生活环境中有哪些物理、化学因素会对胎儿造成损害?
2. 这些物理、化学因素会对胎儿造成怎样的损害?

一、电离辐射

　　电离辐射是一切能引起物质电离的辐射总称。包括 α 射线、β 射线、γ 射线、X 射线、中子射线等,如医学上使用的 X 射线诊断机、γ 射线治疗机、放射性核素试剂等。

环境中最严重的物理致畸因子就是电离辐射,其中以各种放射线最为常见。目前人们接受电离辐射的主要来源是放射诊断(包括 X 线摄片、CT 等)、放射治疗与核医学。

机体对电离辐射的反应程度取决于电离辐射的种类、剂量、照射条件及机体的敏感性。电离辐射引起的放射病是机体的全身性反应,几乎所有器官、系统均发生病理改变,但其中以神经系统、造血器官和消化系统的改变最为明显。研究表明,长期小剂量电离辐射可引起基因突变,大剂量可引起染色体畸变。小剂量放射线照射卵巢,妇女会出现月经周期延长,0.774C/kg(3000 伦)以上剂量照射可造成不能恢复的损伤,导致不孕。放射线可影响妊娠,怀孕前或怀孕早期,若接受过量 X 线照射,可导致精子、卵细胞、受精卵受到损伤,引起流产、死胎、胎儿多发畸形、大脑发育迟缓,甚至造成白血病和恶性肿瘤。妊娠前 3 个月,胚胎和胎儿对 X 线最为敏感,即便是治疗剂量,也可发生畸形。妊娠中、晚期 X 线对胎儿的影响较小,但可导致胎儿生长受限,并可能造成发育较晚、系统畸形。电离辐射最易使中枢神经系统受损,引起新生儿小头畸形和脑积水。通过对日本广岛、长崎原子弹爆炸时受照射孕妇妊娠结局及其子代发育情况的调查,人们发现其子代有小头症伴有精神发育迟缓,特别是母体受到高剂量爆炸辐射,胎龄未满 18 周者伴有智力迟钝的小头症尤多。胎儿及 6 岁以下受到爆炸辐射的儿童末梢血淋巴细胞染色体异常,身高及体重增长减缓。

二、电磁辐射

人们在日常生活中接触大量的电器,如电脑、手机、电视机等,这些电器所产生的电磁辐射对人体的影响程度差别很大,孕妇和胎儿最容易受到影响。电磁波能够对人体生殖系统、神经系统和免疫系统造成直接伤害,还能够阻止胚胎早期细胞分裂,影响胎盘的正常发育,造成流产、胎儿肢体缺损或器官畸形。妊娠中、晚期可能损伤中枢神经系统,造成脑缺氧,导致婴儿智力低下,甚至痴呆。孕期受到强电磁辐射还可能导致免疫功能低下,婴儿出生后体质弱、抵抗能力较差。有报道指出微波辐射对睾丸有明显影响,微波的热效应可抑制精子的发生。孕妇暴露于微波辐射中,自然流产率增高。

视频:电离辐射与优生

三、噪声

噪声是声源做无规则振动时发出的声音。随着工业和交通事业的发展,噪声对人体健康的影响日益受到重视。噪声强度愈大,频率愈高,对身体危害愈大。噪声对中枢神经系统有强烈刺激,长期接触噪声可致女性内分泌功能紊乱,月经周期异常、经期延长、经量增多、痛经等发生率增高。孕妇长期受噪声困扰,可造成精神紧张、内分泌失调,并导致流产、早产、胎儿生长受限或先天畸形等。有研究表明不同程度的噪声可能引起妇女卵巢功能紊乱,表现为月经异常、痛经,噪声可能对胎儿正在发育的听觉系统有直接作用。有人推测噪声可能通过母亲的应激反应或激素变化引起子宫收缩,影响胎儿的血液供应,从而影响到胎儿神经系统的先天发育。40dB 以下的声音对人体没有明显的不良影响;85dB 的噪声对女性生殖功能即有影响,尤以接触 90dB 以上的噪声影响最为严重。使妊娠合并症增多,自然流产、早产率增加;经常处于 100dB 以上噪声下所生子女,儿童期表现为智力低下、听力受损。有研究发现居住在飞机场附近的人,低体重儿出生率增高。1970—1972 年美国洛杉矶国际机场周围 90dB(A)等响曲线噪声区内,婴儿出生缺陷发生率高于其他地区。当然,除噪声影响外,不能排除飞机及汽车排出废气对空气污染所造成的影响。

四、高热

大量动物实验研究和对人类的流行病调查证实,孕早期受到物理性的有害因子如洗过热的热水浴、盛夏中暑、高温作业、剧烈运动等,都可使孕妇体内产热增加或散热不良而致高热。早期胚胎生活在高温环境下,极易受到伤害,物理性的有害因子会杀死那些分裂中的细胞,使该组织停止发育,特别是胎儿的中枢神经系统最易受损伤,引起神经管缺陷、小头、面部异常,还会造成胎儿流产、死产发生率增加,出生后智力低下,严重者可致胚胎夭亡。因此,孕妇要尽量避免各种高热,如不去桑拿浴、不用太热的水洗澡等。

五、振动

　　振动按其作用于人体的方式分为全身振动和局部振动。对女性影响较大的是全身振动,尤其是非周期性冲动性振动,可以影响卵巢功能,影响子宫的营养状况及胎儿的血液供应。

　　振动的频率和振幅大小是决定其对人体不良作用的主要条件,引起振动病的频率为35Hz以上。振动的频率越高,振幅越大,危险性越大。研究报告显示,在振动的影响下自然流产率、早产率、低出生体重儿的发生率高于对照组;振动使妊娠高血压综合征、分娩活动无力、胎儿窒息的发病率及围生期死亡率增加。曾有学者利用血流描记图发现子宫对振动的反应较为敏感,推测胎盘供血不良多为子宫内静脉淤血造成,从而影响胚胎和胎儿的营养吸收,使胚胎或胎儿的发育受阻,严重时导致流产的发生。

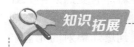

视频显示终端暴露对生殖功能及胚胎发育的影响

　　视频显示终端(VDT)作业过程中操作人员的注意力高度集中、精神紧张等所引起的精神、心理方面的不适及对骨骼肌系统的损害均能对妊娠产生不利的影响。有研究显示:妇女VDT作业月经周期缩短、经期延长、痛经发生率增高。其原因可能是多种职业危害因素联合作用所致:如电磁辐射方面,VDT阴极射线管所产生的极低频电磁场,对女性月经有明显影响,其他电磁辐射如可见光、紫外线、红外线、高频、中频、低频电磁场;工效学方面,由于VDT作业呈一定的强迫体位,需要长时间坐位作业,造成下肢和盆腔血液回流不畅,可导致月经紊乱、痛经等;精神因素方面,VDT作业需要操作者脑、眼、手密切配合,脑力劳动和手工操作同时进行,工作时注意力高度集中,精神高度紧张,导致身体过度疲劳,可引起自主神经功能紊乱、内分泌系统失调、月经异常改变。有关VDT作业是否导致不良妊娠结局,近年来国内外学者陆续进行了流行病学调查,结论尚不一致。WHO职业卫生专家认为VDT工作中某些因素如疲劳或忧虑可能是影响妊娠结局的重要因素之一。

第二节　化学因素

一、化学工业物质

　　1. 铅及其化合物　工业生产中铅及其化合物主要用于电缆,蓄电池、铸字、放射防护材料及汽油。此外,制药工业的醋酸铅、农药中的砷酸铅、工厂排放的废气、汽车尾气、取暖和动力燃烧铅管放出的废气、劣质化妆品及含铅的松花蛋等都成为环境铅的来源。

　　由于铅对环境污染十分普遍,人们可经呼吸道、消化道、皮肤接触等多种途径摄入铅,也可通过胎盘、乳汁作用于后代,铅可在体内蓄积而造成伤害。铅及其化合物具有细胞遗传毒性,对生殖细胞具有杀伤作用,导致男性精子减少、活性降低以及畸变增加。铅作业男性工人,若防护不当,可致精子活动无力,精子数目减少,畸形精子百分率高于对照组。铅作业女工或男工的妻子可出现不孕、自然流产、死产、早产及婴儿死亡率增高且婴儿发育迟缓、智力低下、出生体重低。

　　铅可通过胎盘进入胎儿体内,胎儿脐血中铅含量与母血中铅含量高度相关。铅作业孕妇胎儿血铅及胎盘铅含量高于正常水平。铅为神经毒性物质,主要作用于神经系统,与胎儿小头畸形有明显的剂量关系。胎儿神经系统发育尚未成熟,对铅的神经毒性作用更为敏感,一旦受损,可造成日后行为及学习能力缺陷。因此,孕妇与乳母,应暂时改换不接触铅的工作。

　　2. 汞及其化合物　汞在工业上的用途十分广泛,各种塑料,化工生产中用汞作催化剂,仪表、仪器、电池、电子等用汞作填充剂,无机汞和有机汞化合物还用作杀虫剂、防腐剂和选种剂。随着工业的发展,汞进入环境的机会越来越多,有可能污染作物和粮食。汞及其化合物主要通过呼吸道进入人体。有机汞多由于食用被其污染的食品经口侵入人体。

汞及其化合物是一种强烈的致畸因子。汞与体内酶蛋白及细胞膜中巯基结合,可抑制多种含巯基酶的活性而影响细胞的正常功能。长期接触汞的女性表现为无月经、经量少、不孕、自然流产、早产发生率高。汞及其化合物也可经过胎盘进入胎儿血液循环而导致胎儿中枢神经系统发育迟缓、脑畸形、抽搐、行为和智力缺陷等。

在各种汞化合物中,甲基汞不仅易于通过胎盘,而且可以通过血脑屏障,进入脑组织和脊髓,因此对胚胎的毒性作用最大。1953年日本水俣市发生了以神经系统症状为主的疾病流行,患儿大多于出生3个月后先后出现严重精神迟钝、协调障碍,共济失调,步行困难,语言、咀嚼、咽下困难及生长发育不良、肌肉萎缩,大发作性癫痫,斜视和发笑等各种症状,被称为"先天性水俣病"。缘于当地一家氮肥厂将含甲基汞的废水排入水俣湾,人们食入被甲基汞污染的鱼、贝而引起中毒。

3. 二硫化碳 二硫化碳主要用于橡胶,粘胶纤维 + 赛璐玢及其他化工生产中,长期暴露于二硫化碳的男性工人可出现性功能障碍,精子数目减少,精子活动无力及精子畸形率升高。二硫化碳作业的女工及男工妻子自然流产及子代先天缺陷的发生率明显高于对照组。二硫化碳的代谢产物二硫代氨基甲酸酯能络合铜离子而抑制单胺氧化酶等含铜酶类,从而干扰体内生物胺代谢,而对生殖细胞及胚胎产生毒性作用。

4. 亚硝酸盐 亚硝酸盐中毒主要由食用硝酸盐或亚硝酸盐含量较高的腌制肉制品、泡菜及变质的蔬菜引起。亚硝酸盐可透过胎盘进入胎儿体内,6个月以内的胎儿对亚硝酸盐特别敏感,对胎儿有致畸作用。亚硝酸盐对幼儿也有极大的危害,临床上患高铁血红蛋白血症的婴儿即是食用亚硝酸盐或硝酸盐浓度高的食品引起的,症状为缺氧、发绀,甚至死亡。

5. 汽油 汽油是工业及生活中广泛应用的溶剂和燃料。汽油在体内主要作用于中枢神经系统,引起神经细胞内脂代谢障碍。它通过胎盘进入胎儿体内,并在胎儿组织中蓄积。孕妇应避免经常暴露于高浓度的汽油环境中。

6. 有机溶剂 苯、甲苯和二甲苯是很强烈的致癌物,主要来自于室内装修和家具中的涂料、油漆和黏合剂。苯系化合物影响人体造血系统,会使红细胞、白细胞和血小板减少,是诱发新生儿再生障碍性贫血和白血病的主要原因。还会对接触者的生殖系统造成影响,主要有染色体畸变、月经失调、受孕率下降、自然流产、出生畸形及后代智力低下等。

二、化学农药

农药危害环境及人体健康的报道很多。目前研究已经证实有30多种农药对生殖细胞和胚胎有损害作用。已有材料说明,农药进入妇女体内,可引起遗传性及非遗传性损害。目前人的自发突变率约60%~70%是由于化学因素的作用,农药是化学因素中重要的物质之一,对人的发育影响往往从第二代直至第三代时才开始出现。有些农药在体内有明显的蓄积效应,化学农药可通过胎盘屏障,对胎儿产生多种影响。

我国现正在应用的农药有:有机氯、有机汞及有机磷。有机氯农药近30年来广泛用于农药及卫生工作,有机氯如DDT、六六六等,是一种广谱、高效、价廉的杀虫剂。由于性质稳定,不易分解,可长期残存在土壤及人畜体内。长期大量使用造成环境污染,危害人体健康,欧、美、日已禁用,我国也禁止使用。有机氯农药可经胎盘进入胎儿体内。有报告表明,在乳汁中检出DDT的妇女,其胎儿窒息发生率为对照组的3倍,早产、低体重儿及出生缺陷儿发生率升高。有机汞主要用于杀菌剂,但毒性大,作用持久,容易污染粮食、土壤和水源,不易去除。我国早已禁止使用。有机磷农药是现在农业上比较广泛使用的农药,品种多,如DDV、美曲膦酯、马拉硫磷等。杀虫效率高,范围广,成本低,对植物药害小,蓄积毒很小,选择作用高等优点,其毒性作用主要为抑制胆碱酯酶活性而引起神经功能紊乱。鉴于多种农药均有致畸和致突变倾向,妇女于妊娠期及哺乳期应避免接触农药。

三、化学药品

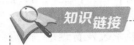

> **反应停与先天畸形**
>
> "反应停"的化学药名为"酞胺哌啶酮",1953年首先由西德一家制药公司合成,1956年进入临床并在市场试销,1957年获西德专利。反应停是一种镇静剂,治疗早孕期间的妊娠反应,有很好的止吐作用,相继在51个国家获准销售。
>
> 1961年10月,在原西德妇科医生的一次学术会议上,有3名医生分别报告发现了数千名残肢畸形儿。这些畸形婴儿没有臂和腿,手和脚直接长在躯干上,样子像海豹,故称为"海豹肢畸形"或"海豹儿"。不久,"海豹儿"相继在英国、澳大利亚、加拿大、日本和巴西等国出现,畸形种类包括无肢、半肢、无手、无足或无指、缺耳、无眼等。造成婴儿海豹肢畸形的"罪魁祸首"是妇女怀孕初期服用的"反应停"。从1956年反应停进入市场至1962年撤药,全世界30多个国家和地区(包括我国台湾地区)共报告了海豹儿1万余例。这一悲剧成为20世纪药物导致先天畸形中最严重的灾难性事件,引起了全世界各国医生的广泛关注。随后,药物的致畸作用引起人们的普遍重视和研究,药物的致畸检测开始被列入药物的安全检测项目中。

组图:海豹儿

　　化学药物对胎儿的影响取决于药物本身的特性、用药胎龄、药物到达胎儿的剂量、用药持续时间以及胎儿个体对药物的易感性等因素。确定某种药物对胚胎及胎儿的影响主要根据病例报告、动物实验及人流行学调查资料。妊娠早期用药的主要危险是胎儿畸形和胎儿死亡。对较成熟的胎儿,药物的主要危险是各系统功能缺陷,引起生长发育迟缓及智力减退。目前怀疑有致畸作用的药物较多,而能确定的则很少。现将对胎儿可能有不良影响的化学药物分别叙述如下:

　　1. 性激素类　雌激素可致女胎阴道、宫颈结构异常,男胎女性化。孕激素可导致女胎男性化,男胎尿道下裂。雄激素可引起女胎男性化,男胎阴茎增大。

　　2. 抗癌药物　抗癌类药物大多是干扰或阻断细胞的增生过程,一般能够影响DNA及RNA的合成,具有普遍的致畸作用,孕期应严格禁止使用。

　　3. 抗凝血药　早孕期使用香豆素类抗凝血药,可致胎儿鼻骨发育不全、鼻穿孔、鼻唇沟和鼻尖之间深陷。半数新生儿伴喉、气管软骨发育不良引起的呼吸道梗阻。孕期使用此类药物可致胎儿凝血障碍,甚至出现胎儿颅内出血。

　　4. 抗糖尿病药物　磺酰脲类及双胍类口服降糖药均有产生死胎和致畸作用。表现有耳、并指(趾)和心脏畸形等。一般认为胰岛素对孕妇相对比较安全,不过也有报告怀疑胰岛素可致腭裂。

　　5. 抗甲状腺药物　硫脲类抗甲状腺药可通过胎盘,引起胎儿甲状腺功能不足,导致神经系统和骨骼发育迟缓。过量使用丙硫氧嘧啶等药物,可产生孕妇甲状腺功能不足,反馈刺激胎儿垂体分泌促甲状腺素,引起胎儿甲状腺肿大,压迫气管致出生时呼吸困难。妊娠早期使用放射性碘可引起胎儿畸形,妊娠晚期用药可产生永久性甲状腺功能不足,还可能发生甲状腺肿瘤。

　　6. 解热镇痛药　此类药物为前列腺素合成酶的抑制剂。前列腺素在体内有止血作用,并能保持胎儿动脉导管的通畅。分娩前服用水杨酸制剂阿司匹林会引起凝血酶原降低及新生儿出血。孕期服用苯胺类制剂乙醛酰胺、非那西丁可引起新生儿高铁血红蛋白血症或溶血症。产前使用消炎痛,可致产程推迟及延长,并使动脉导管过早闭合,胎儿出生后表现出发绀、呼吸急促、低氧及氧严重依赖等原发性肺动脉高压的典型症状。孕末期应停用消炎痛。有报告表明,孕期应用阿司匹林可引起胎儿多发畸形、无脑畸形及先天性髋脱位。

　　7. 降压药　利血平能减少子宫胎盘灌注量,影响胎儿生长发育,严重时可致胎儿死亡。利血平还可引起新生儿昏睡及鼻黏膜充血,造成呼吸道梗阻。孕妇合并高血压,可考虑选用肼屈嗪,该药降压而不减少子宫胎盘的灌注量。

　　8. 麻醉镇痛药　吗啡、哌替啶、美沙酮等镇痛药有成瘾性。孕期使用,可迅速经过胎盘影响胎儿;

临产时短期应用,可致新生儿呼吸抑制;孕期长期用药可使胎儿成瘾,出生后出现戒断症状,表现为震颤、心动过速、腹泻或惊厥。

9. **抗疟药**　氯喹、奎宁可通过胎盘,造成胎儿视听缺陷和凝血障碍,表现有白内障、视神经萎缩和耳聋等,孕期应慎用。

10. **抗生素类**　抗生素是一类妊娠期合并感染时常用的药物,虽然有些会引起动物的出生缺陷,但对人类无明显的致畸效应。有些抗生素对有些孕妇和胎儿可产生严重的不良反应。如妊娠后期大剂量使用青霉素,可引起新生儿严重核黄疸或甚至死亡;链霉素会引起新生儿听力障碍;四环素可能引起乳牙变色,甚至可引起恒牙萌出推迟;一定剂量的氯霉素可引起新生儿的"灰色综合征"或血小板减少症;卡那霉素可引起前庭功能障碍、肾功能障碍;而红霉素则可引起肝功能障碍。

11. **癫痫药物**　控制癫痫的抗惊厥药物(苯妥英钠、三甲双酮)对胎儿发育可能有不利的影响。有些报道指出可能会出现心脏缺损、脑和神经系统的畸形,肠道、生殖道和尿道的缺陷。

拓展知识

孕妇用药的原则

孕妇用药是一个非常重要而又未臻完善的课题,因此掌握几项原则也许是最适宜的:孕期用药时,必须要考虑到每一种药是否对胚胎和胎儿有影响。因此,孕妇到其他科就诊治病时,不要忘记告诉医生自己已经怀孕,以及怀孕多长时间。

怀孕期间,可用可不用的药物要尽量少用,尤其是早孕时能避免或可以暂停使用的药物,则考虑不用或暂时停用。任何药物的应用都应在医生指导下进行,禁止自己滥用药或听信"偏方"、"秘方"之类。由于疾病需要用药,要选择对胎儿无害的药物。如果病情必须用某种药物,而这种药物又是对胎儿肯定不利,则应中止妊娠,施行流产。中药或中成药可按"孕妇慎用"、"孕妇禁忌"执行。

图片:美国FDA妊娠用药分级

第三节　生物因素

情景导入

曾女士于一年前产下一名先天性白内障、先天性心脏畸形伴先天性聋哑男婴。经医生诊断,胎儿发生了风疹病毒宫内感染。

请思考:

1. 什么是宫内感染?胎儿是怎样发生宫内感染的?

2. 曾女士如再生育,如何避免再次发生宫内感染?

一、巨细胞病毒

巨细胞病毒是明确的生物致畸因素,广泛存在于病人的体液中,如血液、尿液、唾液、精液、乳汁、羊水、阴道分泌物等,可经密切接触、性接触、胎盘、产道、哺乳、呼吸、输血和器官移植等途径传播。该病毒还可以潜伏在体内,导致反复感染。孕妇在孕期第一次感染,对胎儿的危险最大,可造成30%~45%的胎儿宫内感染。

胎儿被巨细胞病毒感染后11%可引起新生儿巨细胞包涵体病,直接的后果是导致中枢神经系统和肝脏受损,出生后表现肝脾肿大、黄疸、血小板减少性紫癜、溶血性贫血、听力障碍、运动神经系统发育和功能障碍、小眼畸形、小头畸形、智力低下以及神经发育不全等病症。多数患儿在出生后数小时或数周内死亡,死亡率高达 50%~70%。部分患儿可以在出生后数月乃至数年才表现出症状。鉴于巨细胞病毒感染对胎儿的危害,建议计划怀孕的女性进行孕前检查。孕妇感染了巨细胞病毒,应做产前诊断,必要时终止妊娠。

二、风疹病毒

风疹是风疹病毒感染引起的传染性疾病,其临床症状轻微,但传染性强,主要通过呼吸道传染,人群中感染率约为 95%。如果孕妇患风疹,病毒可通过胎盘感染胎儿,造成流产、胎儿死亡和畸形,是造成先天畸形的主要原因之一。孕妇在孕期感染越早,对胎儿的危害越大,胎儿的畸形率越高,畸形的程度也越严重。如怀孕第一个月孕妇感染风疹病毒,可有 50% 的胎儿发生畸形,第二个月是30%,第三个月是 20%,第四个月是 5%,即使怀孕 4 个月后感染风疹病毒也不能完全排除对胎儿的影响。

胎儿感染风疹病毒往往发生先天性风疹综合征,引起多发性胎儿畸形,畸形几乎涉及各个器官和系统。表现为视力损害、耳聋、先天性心脏病、智力低下、肝脏肿大等。为预防胎儿感染,建议女性在怀孕前检查是否有感染,如果已感染并处于传染期,应延缓怀孕。未感染的女性可以在怀孕前注射风疹疫苗,以提高对风疹病毒的抵抗力,但不主张孕期接种风疹疫苗。孕前注射风疹疫苗的女性,至少要等 3 个月后才可怀孕。

三、单纯疱疹病毒

单纯疱疹病毒是人类最常见的病原体之一,病毒可通过皮肤、黏膜的直接接触或性接触途径进入机体引起皮肤黏膜疱疹性疾病。此外,通过飞沫、污染物品也可间接接触传播。孕妇感染后,病毒可通过胎盘感染胎儿,形成先天感染,若感染发生于孕期 8 周内可引起先天畸形。先天性单纯疱疹病毒感染多有严重的中枢神经损害,表现为小头畸形、脑钙化、视网膜脉络膜炎、小眼球和指(趾)畸形等。此外,分娩过程中,可由于接触母体产道内病毒,引起新生儿感染,导致新生儿出现高热、呼吸困难和中枢神经系统病变等,多为全身播散或中枢神经系统型,病情严重,病死率高,幸存者往往造成终身残疾。计划怀孕的女性,应在孕前检查是否感染单纯疱疹病毒。孕妇感染了单纯疱疹病毒,应做产前诊断。

四、弓形虫

弓形虫是一种肉眼看不到的寄生虫,主要寄生在动物身上,感染弓形虫可引起弓形虫病,它是一种人畜共患的寄生虫病,广泛流行于世界各地。几乎所有的哺乳动物和鸟类都是弓形虫病的传染源,特别是感染弓形虫的猫,是本病的重要传染源。人主要通过被污染的食物,接触含有弓形虫的泥土、动物粪便而感染。与动物接触频繁、食用未熟的被污染的肉食、免疫力低下的人易感染弓形虫。

弓形虫是造成先天性畸形的重要原因之一,也是围生期医学中的一个重要的寄生原虫病,明显影响优生。孕妇感染后,弓形虫可以通过胎盘传给胎儿,从而引起流产、胎儿死亡、先天畸形等。

孕期感染时间越早,对胎儿的危害越大。先天性弓形虫病的患儿,90% 可能出现视力和听力障碍、智力低下、发育迟缓等。为预防弓形虫感染,准备怀孕的女性和孕妇不宜养猫、狗等宠物,并在孕前做弓形虫感染的检测。孕妇若被确诊感染了弓形虫,建议进行产前诊断。

五、乙型肝炎病毒

HBV 的流行范围极为广泛,据估计我国约有 1.2 亿多 HBV 的携带者。孕妇患乙肝或携带乙肝病毒,可使胎儿宫内感染,出生婴儿先天性乙肝病毒携带者。因此,患乙肝的女性不宜怀孕。仅是携带乙肝表面抗原、肝功结果均正常、体内病毒 DNA 浓度低的女性,可以在医生的监护下怀孕,必要时采取阻断母婴传播措施:无论孕妇乙肝表面抗原是否异常,所有胎儿娩出后需按常规接种乙肝疫苗。免疫程序是:在孩子出生后 24 小时内第一次接种乙肝疫苗,满月时第二次接种,6 个月时第三次接种。乙肝表面抗原阳性孕妇在胎儿娩出后,新生儿需尽快注射乙肝免疫球蛋白,婴儿满月时

PPT:弓形虫与优生

再注射第二针。

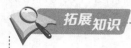

图片：TORCH与优生五项检查

拓展知识

宫内感染及相关病原微生物

正常情况下，在整个的妊娠过程中，子宫内保持无菌，胎儿不发生感染。但在某种情况下，有些致病菌可通过胎盘，使胎儿在子宫里时就受到感染，我们称之为宫内感染。随着对宫内感染的深入研究，发现许多致病微生物都可能引起胎儿的先天性感染，有病毒、细菌和原虫等，其中以病毒引起的宫内感染最为广泛，包括风疹病毒（RV）、单纯疱疹病毒（HSV）、乙肝病毒（HBV）、巨细胞病毒（CMV）、流感病毒、柯萨奇病毒及近期发现的细小病毒（B-19）等，危害较为严重的是 HBV 和 CMV。造成宫内感染的原虫主要是弓形虫。此外，可以造成宫内感染的其他微生物有：梅毒螺旋体、淋球菌、衣原体等。随着诊断技术的不断提高，还会发现一些新的可能引起宫内感染的致病微生物。

宫内感染一般有三种途径：一是病原体通过血液循环，经胎盘感染胎儿，如乙肝病毒、风疹病毒、梅毒螺旋体等。二是母亲阴道或子宫颈病原体逆行而上感染胎儿，如巨细胞病毒、单纯疱疹病毒等。三是母亲生殖道病原体上行污染羊水，被胎儿吸入或咽下而引起感染，如李斯特菌、大肠埃希菌感染。如果感染发生在妊娠早期，可致胚胎发生多器官畸形而致流产，发生在妊娠中晚期多导致胎儿宫内发育迟缓、早产或死产。有宫内感染的胎儿出生后，发现先天性缺陷的情况远高于正常儿。近年来，由于宫内感染的严重后果而受到重视。如临床上一经确诊有感染存在。可考虑中止妊娠。对出生后的患儿可采用相应的治疗方法并进行隔离。

（孙　岱　陈丽霞）

第四节　营养因素

情景导入

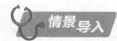

小青婚后怀孕了，但是她比较消瘦，婆婆担心她的营养情况，建议她多吃肉类食品及蔬果。
请思考：

1. 影响优生的营养因素包括哪些方面？
2. 若小青缺乏维生素 A，其胎儿会受到什么影响？

一、糖类

糖类在人体的生命活动过程中起着重要的作用，是人体维持生命活动所需能量的主要来源。每克碳水化合物在体内氧化分解可产生 4kcal 能量。葡萄糖的有氧分解产能快，是糖类的主要供能形式，红细胞、心肌、脑和神经组织依赖于葡萄糖的能量供给，血糖浓度过低可引起低血糖休克。糖原是体内糖类的储存形式，约 1/3 储存在肝脏中。尽管葡萄糖能转化为脂肪，但脂肪不能转变为葡萄糖满足大脑的能量需要。血糖低下时，机体不得不分解蛋白质合成葡萄糖供能。糖类充足时，不仅可防止蛋白质作为单纯的能源被过度消耗，还可为氨基酸的吸收和主动转运提供能量。糖类同样是机体重要的构成成分，以糖脂、糖蛋白、核酸等形式参与细胞的构成。

母体在妊娠期基础代谢率升高，孕妇除了供给自身及胎儿热量外，还需要储备一定数量的糖类作为热量来源，以满足分娩及产后乳汁分泌的需求。因此，孕期所需糖类的量比非孕期多。妊娠期不同阶段对糖类的需要并不均衡，如妊娠早期胎儿生长速度较慢，需要增加的糖类不多，而随着妊娠月份的增加，胎儿和母体蛋白质、脂肪储存加速，对糖类及各种营养素的需要量急剧增加。

笔记

孕期摄入的糖类与婴儿出生体重密切相关。妊娠中、晚期体重每月增加不足 1kg 的孕妇,分娩低体重儿的概率增加或引起各种产科并发症。反之,若糖类摄入过多,妊娠 5 个月后体重平均每周增加超过 0.5kg 者,可致胎儿过大,增加分娩困难,日后小儿易发生肥胖。因此,孕期需要科学、合理地安排膳食,以增进母婴的健康。

二、蛋白质

蛋白质是重要的生物大分子,是所有生命细胞、组织和器官中极其重要的结构成分和活性物质,是机体内各种功能因子和调控因子的重要组成成分,是一切生命的物质基础。机体的所有生命活动及其调节,都是由蛋白质来执行的。蛋白质可以供给能量,需要时,蛋白质可被直接氧化分解释放能量,1g 食物蛋白质在体内产生约 4kcal 的能量,某些氨基酸还可通过糖异生作用生成葡萄糖。

胎儿需要蛋白质构成其自身的组织,孕妇需要一定数量的蛋白质来供给子宫、胎盘及乳房等器官发育。妊娠晚期的孕妇,需要储备更多的蛋白质以满足分娩、产后失血以及泌乳的需求。因此,孕期需要摄入足够的蛋白质。孕期若蛋白质摄入不足,可致孕妇体内血清蛋白水平下降,易出现妊娠期高血压疾病,增加滞产和产后出血的可能性,并使产后恢复迟缓,乳汁分泌稀少。孕期蛋白质摄入严重不足可致胎儿脑细胞数目减少,智力发育受阻。因此,生长发育期的儿童、孕妇、恢复期的患儿,应保证适当的蛋白质摄入,已满足机体对蛋白质的需要。

三、脂类

脂类是脂肪和类脂的总称,类脂又包括磷脂、糖脂、固醇和固醇酯等,各种脂类在人体中起着不同的生理作用。脂肪的主要作用是氧化功能,1g 脂肪可产生 37.68kJ 热量,是效率最高的热量来源,比蛋白质或糖多 1 倍多。类脂则是细胞膜结构的主要成分,有些脂肪酸和类脂成分是人体不能制造的,又是人体不可缺少的。

从妊娠开始,母体需要储备大量脂肪,体脂含量平均增加 3~4kg,主要用于满足产后泌乳所需。孕晚期,母体尚需通过胎盘转运大量脂肪,供给胎儿用于脂肪形成,胎儿储备的脂肪约为其体重的5%~15%。脂肪中的脑磷脂、卵磷脂及二十二碳六烯酸(DHA)是胎儿脑发育的重要物质,DHA 能促进大脑细胞发育,增加大脑细胞的数量。

机体生理需要而机体不能合成必须由食物供给的,多为不饱和脂肪酸,也称之为必需脂肪酸,脑细胞的增殖、视网膜的发育需要一定量的必需脂肪酸,如亚油酸、亚麻酸、花生四烯酸。必需脂肪酸缺乏还可导致皮肤湿疹样病变、脱发、婴儿生长发育迟缓等,因此,孕妇每天应在膳食中补充 20~30g 脂类物质,但不应超过 50g,脂肪的摄入应以含有必需氨基酸较多的植物脂肪为主,如大豆、花生、芝麻、核桃等。为了胎儿的脑发育,应多摄入富含磷脂的豆类、蛋黄。但不宜摄入过多富含饱和脂肪酸的动物性脂肪,以免血脂增高,同时增加肝脏的负担,造成孕妇肥胖和妊娠高血压综合征等并发症。《中国居民膳食营养素参考摄入量》推荐孕妇膳食脂肪供能百分比为 20%~30%,其中饱和脂肪酸、单不饱和脂肪酸、多不饱和脂肪酸分别为 <10%、10% 和 10%。

四、无机盐与微量元素

图片:糖类、蛋白质与脂类

1. 钙和磷 钙和磷是人体骨骼和牙齿的重要构成元素。妊娠期胎儿骨骼和牙齿已开始钙化,妊娠 8 个月以后钙化骤然加速,孕妇除供给胎儿所需的钙和磷外,还要存积产后哺乳所需的钙。因此,孕期需摄入足够的含钙和磷的食物。磷在自然界分布广泛,膳食中一般不缺乏,而钙供给不足却较为常见。若母体钙摄入不足,胎儿从母体骨骼和牙齿中夺取钙,孕妇易患骨质软化、牙齿脱落及肌肉痉挛,同时可致胎儿牙齿发育不健全,婴儿出生后可能患先天性佝偻病。

2. 铁 铁是组成血红蛋白的主要成分之一。胎儿从孕妇体内摄取铁,随着胎龄增加,从母体摄取的铁量也增加。除了满足本身造血和肌肉组织需要外,胎儿肝脏还贮存一部分铁,以供出生后 6 个月的消耗。此外,母体自身还要贮存一部分铁以补偿分娩失血中铁的丢失。因此,孕妇每日需从膳食中摄取更多的铁。

3. 锌　锌是许多重要酶的组成成分,在核酸和蛋白质代谢中起重要作用。缺锌可引起染色体畸变,致多发畸形和流产。锌严重缺乏将影响脑组织 DNA 的合成,在胚胎器官形成期缺锌易发生中枢神经系统畸形。孕妇锌缺乏会出现味觉减退、厌食等症状,妊娠晚期锌缺乏将影响胎儿生长发育,并可出现难产及产后出血。

4. 碘　碘是合成甲状腺素的重要成分,甲状腺素能促进蛋白质的生物合成,促进胎儿生长发育。胎儿甲状腺素缺乏可引起脑发育障碍,妊娠早期缺碘是引起先天性克汀病的主要原因。

5. 镁　镁参与体内许多酶促反应,参与糖代谢和蛋白质合成,与钙、钾、钠协同维持肌肉、神经的兴奋性。母体缺镁对胎儿的造血系统有显著影响,可引起红细胞形态及细胞膜改变,导致溶血。

6. 铜　铜参与 30 多种重要酶的形成,这些酶多涉及体内氧化还原反应。铜对维持胚胎和胎儿正常发育十分重要。铜缺乏可引起脑发育异常,主要与运动神经元中缺少含铜的细胞色素氧化酶有关。胎儿出生时,全身有一半的铜是在妊娠最后 4~8 周从母体获得,妊娠后期铜摄入不足,会使胎儿体内铜储量下降,出生后不及时补铜,可致铜缺乏,引起厌食、腹泻及造血和生长发育障碍。

五、维生素

维生素是维持机体正常生理功能不可缺少的一类营养素,由于体内不能合成或合成不足,因此须从膳食中获取。

1. 维生素 A　维生素 A 有助于人体细胞的增生和生长,并能增强机体抵抗力。在胚胎发育早期缺乏维生素 A,胎儿可出现唇裂、腭裂、小头畸形等。妊娠期维生素 A 缺乏,还可引起胎儿发育不全、生长受限及早产,产妇易出现产褥感染。过多的维生素 A 有致畸作用并能影响胎儿骨骼的发育。因此,妊娠期间应适当摄取维生素 A。

2. 维生素 B_1　维生素 B_1 与机体的糖代谢有关,能促进食欲,帮助消化,促进胎儿的生长,并能保护神经系统和心脏。维生素 B_1 的需要量与新陈代谢呈正比,随热量供给量的增加而增加。孕期母婴新陈代谢率增高,因此,对维生素 B_1 的需要量也增加。

3. 维生素 B_2　维生素 B_2 是机体中许多酶的组成成分,这些酶多参与机体内蛋白质和核酸代谢及能量代谢。

4. 维生素 B_6　维生素 B_6 参与体内许多重要酶系统的辅酶组成,与蛋白质、脂肪和糖代谢关系密切。

5. 叶酸　叶酸是一种水溶性 B 族维生素,参与蛋白质以及其他重要化合物的合成,对正常红细胞的形成有促进作用,对于维持人类正常胚胎发育有重要作用。叶酸缺乏,孕期易患巨幼红细胞性贫血,同时也是造成胎儿神经管畸形的主要原因。

6. 维生素 B_{12}　维生素 B_{12} 在脱氧核糖核酸(DNA)的合成起着重要作用,它可以促进机体对叶酸的利用,促进细胞的发育和成熟。孕期若缺乏维生素 B_{12},可导致孕妇发生巨幼红细胞性贫血。孕早期补充维生素 B_{12} 和叶酸对预防神经管缺陷有一定作用。

7. 维生素 C　维生素 C 参与体内氧化还原反应,促进细胞正常代谢,促进细胞间质中胶原蛋白的合成。同时,对胎儿骨骼和牙齿的正常生长发育、造血系统的健全及机体抵抗力等都有促进作用。胎儿生长发育,需要大量的维生素 C。若孕妇维生素 C 摄入不足,易引起胎儿发育不良,可能造成流产、早产,胎儿出生后也易患贫血和维生素 C 缺乏病。

8. 维生素 D　维生素 D 能促进钙、磷的吸收,并促进其在骨骼中沉淀,对骨骼钙化起着重要作用。孕期对维生素 D 的需要量增加,维生素 D 缺乏可导致孕妇和胎儿钙代谢紊乱,引起孕妇骨软化症及新生儿低钙血症和先天性佝偻病。先天性佝偻病患儿不仅骨骼发育障碍,而且全身各系统发育均受影响,大脑皮质功能异常,智力发育落后。

9. 维生素 E　维生素 E 具有抗氧化,改善血管弹性,促进血液循环,预防怀孕期间常见的静脉曲张等功能。维生素 E 缺乏易引起胎儿死亡,是造成流产、早产的诱因,也可导致新生儿贫血、水肿、皮肤红疹与脱皮症状。

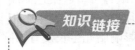

图片：富含维生素的食物

脂溶性维生素

维生素 A、维生素 D、维生素 E 可溶解于脂肪及脂肪溶剂,称为脂溶性维生素。脂溶性维生素可储存于体内,无需每日供应,但因排泄较慢,过量易中毒。同时,在应用过程中要谨防过敏反应发生,过敏体质者使用时可能出现严重的过敏反应。孕妇在使用过程中,若发生异常,如皮疹、呕吐、恶心、心慌、胸闷、呼吸急促、心率加快、溶血现象等,应立即停药,严重时应立即给予地塞米松、盐酸异丙嗪、肾上腺素、多巴胺等治疗。

第五节　不 良 嗜 好

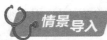

小云,女,喜欢抽烟、喝酒。现在怀孕 2 周,家人劝其戒烟,少喝酒。但小云觉得自己身体好,抽烟、喝酒对胎儿没有太大影响。

请思考:

1. 你认为小云的想法对吗?
2. 孕妇吸烟、喝酒将给胎儿带来什么不良影响?

一、吸烟

烟草中含有多种有害物质,除尼古丁外,还有氢氰酸、氨、一氧化碳、吡啶、芳香族化合物及烟焦油等。吸烟者易发生多种疾病,如肺气肿、支气管炎、肺癌等。女性嗜烟,将引起月经失调,并减少受孕的可能性。孕妇吸烟或被动吸烟,将使孕卵着床障碍而致流产,其流产率明显高于不吸烟孕妇。流产多发生在 12~20 周,主要是由于尼古丁刺激末梢神经,释放儿茶酚胺,使孕妇呼吸道痉挛,子宫血管收缩,子宫缺血导致胎儿缺氧所致。据统计,吸烟孕妇发生流产率比不吸烟者大两倍。

孕妇吸烟引起低氧血症,可致胎盘肥大。烟雾中的毒性成分,可直接损害胎盘组织细胞,容易发生胎盘早剥和前置胎盘,还可发生妊娠期出血、胎膜早破、死胎等。孕妇吸烟,容易发生早产。孕妇吸烟发生早产率为 12.5%,不吸烟者早产率为 6.8%。孕妇吸烟和被动吸烟者,低出生体重儿发生率高。孕妇吸烟,新生儿的头围、胸围、身高均小于正常新生儿。

吸烟影响维生素 B_2 的吸收,维生素 B_2 在增强神经功能、消化吸收功能等方面都有非常重要的作用。烟草中的氢化物可使孕妇体内维生素 B_{12} 含量下降,影响胎儿生长发育,出现先天性心脏病。因孕妇吸烟,胎儿先天性心脏病发病率可高达 0.73%,孕妇不吸烟者为 0.47%。烟草毒素作用于孕母后,可通过胎盘危害发育中的胚胎,使胎儿体细胞染色体畸变率增加。如果父亲吸烟,烟草有害物质及其代谢产物可致精子基因突变,或使控制精子生成的基因发生突变,导致精子畸形、活动力减弱。吸烟越多,畸胎率越高。孕妇吸烟,胎儿先天性畸形,主要表现为腭裂、兔唇、痴呆及无脑儿等。烟草中一氧化碳毒物进入胎儿体内,与血红蛋白结合,使血红蛋白携氧能力降低,围生儿死亡率增高。

孕妇吸烟,胎儿不仅生长发育差,将来智力、情感以及行为等方面也容易发生缺陷,严重危害后代的生存质量。研究指出,孕妇被动吸烟会影响后代的神经发育能力,对后代认知能力的发育有不良影响。孕妇被动吸烟时间越长,吸入烟雾越多,对子代的智商影响越大。孕妇吸烟相较于未吸烟者,其后代更易出现严重的心理问题,主要为注意缺陷多动障碍、品行障碍,表现为其后代出现反社会行为、攻击性、对立性品行、注意力不集中、多动性、易冲动、好斗、厌学、吸烟、违反纪律、纵火、偷窃、说谎、逃学及更强的破坏欲。因此,为了孕妇及胎儿的健康,孕妇及其家人需忌烟。

二、酗酒

酒的主要成分是乙醇。乙醇可使精子结构发生变化，卵巢发生脂肪变性或排出不成熟卵子。乙醇分子量很小，胎盘对乙醇无屏障作用。母体血液中的乙醇，可通过胎盘进入胎儿体内。孕妇饮酒后，1 分钟就可在胎儿脐带中查到乙醇。乙醇在胎盘中停留的时间过长，这就为危害胎儿提供了一定的条件。据调查，在发育不良的婴儿中，约有 5% 归因于母亲孕期饮酒。女性嗜酒，其后代中有 40%~50% 发生宫内生长发育障碍、智力低下、特殊面容，医学上称为胎儿酒精中毒综合征。其对胎儿的影响程度与孕妇饮酒量和饮酒次数有关。其中以妊娠前 3 个月内饮酒对胎儿危害最大，因为此阶段胎盘的屏障功能还未完善，胎儿对各种有害因素最为敏感。每天饮酒的孕妇，易出现流产现象。每天喝40ml 以上葡萄酒的孕妇，低出生体重儿、死胎的发生率较高。在孕前和孕期每周喝酒 10 次以上的孕妇，产低体重儿的可能性高过于每周喝酒不超过 5 次的孕妇。

每日饮酒 150ml 以上较高浓度酒的孕妇，分娩出的婴儿有 30%~45% 出现各种缺陷，包括智力发育迟缓、生长减慢和特殊面容。每日饮酒 50~100ml，孕妇分娩的婴儿也有大约 10% 会发生这种缺陷。

乙醇对胎儿的影响，主要表现为以下四个方面：

1. 中枢神经系统障碍　表现为智力低下，约占 46%~85%，多数呈轻度到中度智力低下；另一特点是出现小头畸形及露脑等异常；出现神经症状，如易激惹、震颤、吸吮能力差、听力下降等。80% 患儿出现语言障碍。

2. 生长发育缺陷　多数患儿生长体重都低于正常。即便在孕前一周内适量饮酒，也会抑制胎儿生长，使新生儿体重减轻。

3. 特殊面部畸形　占 57%~85%，包括眼睑短小、内眦赘皮明显、斜视、近视、上睑下垂、鞍鼻、上唇缘变薄、面中部扁平或发育不全、耳廓发育不全等。

4. 其他器官畸形　胎儿长期处于乙醇刺激环境中，易出现全身各个系统的畸形。如心血管系统，出现房间隔缺损、室间隔缺损、大血管畸形等；泌尿系统，出现双输尿管、巨输尿管、肾发育不全、膀胱积水；生殖系统，可能出现阴唇发育不全、阴蒂阴道缺陷及尿道下裂。

过量饮酒，可引起胎盘早期剥离、胎盘血管破裂或产道静脉曲张破裂等。因酒精可引起中枢神经系统兴奋性增高，血流加快，神经调节功能发生障碍，机体对乙醇的反应也由生理性转为病理性，出现全身小血管痉挛性收缩，子宫张力增高，羊水压力增高，进而可引起胎盘缺氧、水肿。妊娠期有饮酒习惯的孕妇，当发现阴道出血、头痛、眩晕、耳鸣、高血压、四肢肌肉痉挛、发绀等症状，立即去医院检查。

三、吸毒

我国吸毒者年龄在 17~35 岁的占 85.7 %，女性吸毒人数近年呈上升趋势，多为或将要进入育龄期的妇女。吸毒孕妇，出现戒断综合征，可引起孕妇肌肉活动增多，增加孕妇的代谢率和耗氧量。胎儿的肌肉活动和耗氧量也增加，胎盘绒毛间的储氧量有可能无法提供胎儿所需的氧。随着胎儿的日益成长，对氧的需求量也增大，使妊娠后期缺氧症状更加突出。在分娩期间，子宫收缩会进一步影响子宫内血液供应，甚至可能使胎儿缺氧，导致胎儿死亡。

孕妇吸毒，抑制胎儿生长导致胎儿营养障碍，胎儿发育迟缓发生率达高 40%，新生儿低出生体重发生率高达 55%。孕妇吸毒，容易通过共用注射器易感染传染性疾病如 AIDS、肝炎、性病（尤其是梅毒）等疾病，通过胎盘传播给胎儿，影响胎儿发育，甚至使新生儿感染 HIV、肝炎、先天性梅毒等。

海洛因分子量小，可迅速通过胎盘传递给胎儿，出现"胎儿吸毒"。胎儿出生后离开母体原有的环境，中断了来自母体的药物供应。新生儿出生后，血清和机体的药物含量下降，并继续代谢和排出药物。当机体组织中的药物含量达到低限水平时，就可能出现戒断综合征。新生儿戒断综合征发生率为30%~90%，大多在产后 24~48 小时内发生。孕妇使用毒品的时间离分娩时间越近，婴儿戒断症状出现时间越晚。新生儿代谢药物的能力较弱，甚至出生后 6 天~8 周才出现戒断症状，其症状可持续 3~4 个月。

新生儿戒断综合征几乎可导致全身系统功能紊乱，中枢神经系统的症状主要有易怒、过度紧张、反射过强、异常吸吮，约 1/3 的新生儿出现惊厥发作；胃肠道症状有：进食差、腹泻和呕吐；呼吸系统症状有：呼吸急促、呼吸暂停和间断发绀及呼吸性碱中毒，肺部 X 线表现为斑状阴影以及打哈欠、打喷

图片：吸烟与酗酒对胎儿的危害

嚏、流泪、出汗和高热。当婴儿代谢过快,还易造成婴儿出生后体重下降和体重恢复缓慢。婴儿出生时四肢和全身肌肉常有轻度快速细颤,日后逐渐加重,出现尖声哭闹、肌肉紧张、烦躁、深层腱反射亢进及拥抱反射亢进等。新生儿常有吸吮拳头和拇指的现象,且常因吸吮动作不协调或无效引起喂食困难、呕吐和稀便,后者容易引起脱水和电解质紊乱,以上症状轻重程度因人而异。新生儿戒断综合征如未得到恰当和及时的治疗,可导致惊厥发作并会造成婴儿猝死。轻微的新生儿戒断综合征一般不用药物治疗可自行缓解,但当戒断症状持续不缓解或严重时,必须给予药物治疗。治疗新生儿戒断综合征的最好方法是使用阿片樟脑酊类药物或中枢抑制剂如苯巴比妥、地西泮(安定)、氯丙嗪或者苯巴比妥与氯丙嗪共用。用药时应注意观察婴儿吮奶、睡眠、水电解质平衡情况及各项生理指标,呕吐、腹泻的婴儿要及时遵医嘱补充液体。

四、咖啡因

咖啡因属于甲基黄嘌呤类,存在于多种食物,如茶、咖啡、巧克力、可乐等。大约 80% 的女性每日饮用含咖啡因的饮料,97% 的已生育女性在妊娠前 1 年内有咖啡因的摄入(平均摄入量为 129.9mg/d)。咖啡因的主要来源为苏打水,在吸烟、饮酒的女性中,大量摄入咖啡因(平均摄入 300mg/d)的比例明显上升。大部分女性会在妊娠期停止或减少含咖啡因饮料的摄入,但少部分年轻孕妇以及非计划妊娠孕妇在妊娠期甚至会增加咖啡因的摄入。

咖啡因被机体吸收后迅速进入血循环,分布至全身(包括胚胎组织)并达到平衡。咖啡因的代谢情况存在个体差异,对口服避孕药的女性,其半衰期为 5~10 小时,妊娠期可延长为 10~20 小时。当患有严重肝脏疾病时,咖啡因累积,半衰期延长至 96 小时。新生儿或儿童体内咖啡因半衰期长于成年人,可达 80~100 小时。

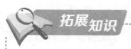

图片:常见含咖啡因的食物

咖啡因在母体吸收后可迅速通过胎盘屏障在胎儿体内聚集,其浓度可与母体血清浓度相当。妊娠期咖啡因半衰期延长,肝脏清除时间减慢,故妊娠期咖啡因对胎儿的影响应引起重视。孕妇每天咖啡因的摄入量越多,胎儿宫内生长受限、低出生体重、头围偏小的发生率越高。

孕妇摄入大量的咖啡因,将扰乱胎儿中枢神经系统的发育,导致神经管发育畸形,也可导致腭裂的发生率上升。动物实验发现,每日咖啡摄入量 >15 杯的大鼠,其子代出现心脏缺陷的发生率上升。妊娠前 1 个月以及妊娠期大量摄入咖啡因还与自然流产发生率、死胎发生率及婴儿死亡率上升有关,在妊娠 20 周以后大量摄入咖啡因的女性中尤为明显。最新研究还证实,母亲妊娠期大量摄入咖啡因与新生儿急性心律失常的发生率有关。

拓展知识

缺氧对胚胎发育的影响

生理性缺氧对细胞分化和器官发育起着决定性作用。胚胎植入后不久,滋养层细胞(即形成外胚层囊泡的上皮细胞)迁移到孕妇子宫组织和螺旋动脉周围,这种变化可使闭塞的血管和胎盘组织免受直接的氧化损伤。怀孕 12 周后,滋养层细胞开始启动绒毛内的血液循环,但此时的胚胎已分化完整,导致胎盘耗氧量增加 3 倍。同时由于抗氧化酶的合成也增加,在耗氧进一步增加时可以保护胎盘。

生理性缺氧对正常胚胎发育起着重要作用。长期慢性缺氧将导致胎儿血液重新分配,大脑和心脏的血流量增加,以保证生命重要器官的血供。增多的心脏血流量使胎儿心脏前、后负荷增加,进而会导致胎儿心脏功能下降。研究发现,在高海拔地区,胚胎期缺氧,绵羊的心功能有明显改变,表现为心排血量减少,心肌收缩力下降。临床研究也观察到,宫内缺氧胎儿早期可表现为心率增加,严重者甚至出现死亡。胎儿缺氧可使胎儿肛门括约肌松弛,胎粪排出,导致羊水污染。新生儿吸入胎粪后,可致气道阻塞甚至引起新生儿窒息。缺氧还可导致新生儿出生缺陷发生率、先兆子痫发病率增加。

(陈宁静)

思考题

1. 林某,女,32 岁,怀孕 6 周,发现自己感染了单纯疱疹病毒。这将给胎儿带来什么影响?

2. 王女士,28 岁,怀孕 10 周,到医院产检。医生告诉她,胎儿有患先天性佝偻病的可能。请问可能是哪种维生素缺乏?

3. 林女士,27 岁,怀孕 9 周。喜欢喝浓茶,孕妇适宜饮用浓茶吗?

思路解析　　扫一扫,测一测

学习目标

1. 掌握优生咨询、遗传咨询、出生缺陷及产前诊断的概念;优生咨询的过程;实施出生缺陷干预工程及产前诊断的方法。
2. 熟悉优生咨询的对象、分类;产前诊断的对象及出生缺陷的类型。
3. 了解实施出生缺陷干预的意义。
4. 能熟练进行优生咨询的病例分析。
5. 具有尊重咨询者的意识和耐心解答优生知识的基本能力。

第一节 优生咨询

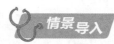

小张的孩子出生后发现是个先天愚型儿,在医院就诊期间医生叮嘱,再次妊娠前要进行优生咨询和检查。小张认为她生下先天愚型的孩子是偶发事件,再次妊娠不需要进一步检查咨询。

请思考:

1. 你认为优生咨询是否必要?
2. 哪些人群需要进行优生咨询和检查?
3. 优生咨询包括哪些内容?

一、优生咨询的含义

(一) 优生咨询的概念

优生咨询(eugenics counseling)是专业人员解答咨询者提出的优生相关问题,就咨询者及其亲属的婚配、生育等提出建议与指导,从而预防遗传病患儿或其他先天性缺陷儿出生的一项优生措施,是重要的优生服务工作。

(二) 优生咨询的目的

优生咨询的目的在于发现和解决具有高危因素的男女青年的生育问题;开展优生宣传教育,创造良好的优生环境,促进和保护胎儿正常发育。

二、优生咨询的对象

优生咨询的服务对象包括有遗传病史或曾生育过畸形儿的夫妇、曾接触过某些不利因素者以及广大健康生育年龄的男女。

三、优生咨询的内容

优生咨询按性质不同可分为婚前咨询、孕前咨询、孕期咨询和遗传咨询。

(一)婚前咨询

通过对准备结婚的男女双方进行全身健康检查和生殖器官检查,必要时做实验室检查,结合询问有无遗传病、先天性疾病及其他家族性疾病史等,了解双方情况是否适合结婚、生育,并进行婚育指导。其目的是保证健康的婚配,避免在医学上认为不适当的结婚和生育,防止传染病的传播,减少遗传病的延续,这是婚前保健的基础和重点,是优生监督的第一关。婚前咨询一般提出的问题是:①男女双方或其中一方,或亲属中有遗传病病人,咨询婚后是否会出生同样遗传病患儿;②男女双方中一方患有某种疾病,咨询是否为遗传病,是否可以结婚,后代的发病风险有多大;③男女双方有一定的亲属关系,咨询能否结婚,如果结婚会出现哪些严重后果? 对于近亲婚配,应根据我国婚姻法的有关规定,耐心解释,劝阻在禁止范围内的近亲结婚。

具体应作如下指导:

1. **禁止结婚** 近亲、重度智力低下、精神分裂症、患有无法矫正的生殖器官畸形等应避免结婚。我国新的《婚姻法》明文规定:直系血亲和三代以内旁系血亲禁止结婚,目的是为了减少或避免致病基因的遗传加重与传播。

2. **暂缓结婚** ①法定"指定传染病如梅毒、艾滋病、淋病、麻风病等及其他处于传染期的传染病病人应暂缓结婚。否则婚后可传染配偶及胎儿,或用药导致胎儿出生缺陷。②重要脏器疾病伴功能不全:如心脏病、肝肾疾病、肺部疾病、甲状腺功能亢进未治愈前暂不宜结婚。③凡生殖器官畸形并确定在矫形手术后可进行正常性生活者,如女方的先天性无阴道、阴道纵隔或横膈,男方的阴茎包皮过长、包茎或尿道下裂等,均应先手术治疗后再结婚。

图片:血缘关系图

3. **不宜生育** ①严重的遗传病,因丧失自主生活能力,无有效治疗方法,子代再发风险高,很难避免出生严重遗传病患儿,故不宜生育。若男女双方同意,可在婚前施行绝育术。②严重重要脏器疾病,妊娠后可能危及孕产妇生命安全的,也不宜生育,已妊娠者应建议其尽早终止妊娠。

另外,在婚前咨询中还要加强婚前卫生指导,开展优生知识宣传。指导内容包括:男女生殖系统的解剖生理特点、性卫生知识、新婚避孕、婚后计划生育措施的选择、生育知识以及遗传病知识等。

(二)孕前咨询

孕前咨询是已婚男女在妊娠前进行的咨询,是指导夫妇双方如何选择最佳生育年龄、如何选择身体健康状况最好、心理状态最佳以及环境条件最适宜的情况下受孕。向遗传病或非遗传病患者及其家属,阐明妊娠的可能风险以及提供适当的措施,以减少出生缺陷,促进优生。一般提出的问题有:①夫妻双方之一或亲属中有某种遗传病病人,他们生育该病患儿的风险有多大? 如何预防? ②咨询者曾经生育过智力低下或畸形儿,应不应该再生育? 再生育是否还为患儿? ③习惯性流产的夫妇是否由于遗传因素所导致,可不可以生育? 如何防治? ④夫妻双方有某些不良习惯(如吸烟),或在接触某些化学毒物或在有放射性污染的环境中工作,是否会对后代产生影响? 详见第五章第二节"妊娠前期保健内容"。

(三)孕期咨询

孕期咨询是已婚男女在妊娠后前来进行的咨询,可从孕期情绪、营养、休息、劳动保护、胎儿监护及孕期用药、感染、避免有害物质接触等方面进行指导。一般提出的问题有:①妇女在怀孕期间曾患过病、服用过某些药物、接触过某些化学毒物或放射线,是否会影响胎儿健康? ②孕期保健、产前检查如何进行? ③如何保障孕期营养、胎教咨询等。详见第六章"妊娠期保健"。

(四)遗传咨询

1. **定义** 遗传咨询(genetic counseling)是由咨询医师和咨询对象(遗传病患者本人或其家属)就

某种遗传病在家庭中的发生情况、再发风险、诊断和防治上所面临的问题,进行一系列的交谈和讨论,使患者或其家属对该遗传病有全面的了解,以便选择最适当的决策。

2. 目的 遗传咨询是在一个家庭中预防遗传病患儿出生、提高后代质量最有效的方法。

(1)对病人本人:了解发病原因,使病人理智面对现实,减轻其心理上痛苦和压力;提供病情发展趋势和预后的效果;提供现行的治疗方案;提供遗传风险概率和可采取的措施。

(2)对双亲或夫妇:提供遗传信息,减轻内疚和不安;确定携带者,提供有关婚姻及生育的医学指导;协助制订生育计划;在有风险的家系中,以及有血缘关系的夫妇提供可行的医学意见;对有高风险的夫妇提供忠告并协助制订可行措施,以供他们自主选择;为有遗传病患儿、先天畸形儿的父母提供养育方法和建议。

(3)对社会:提高全民优生意识,认识遗传病的严重危害;降低遗传负荷,减少遗传病的发生率和发病率,不断提高人口素质。

3. 对象 除准备结婚或准备生育的青年应接受遗传咨询外,以下人群均为重点咨询对象:①已生育有先天出生缺陷儿或遗传病儿的夫妇;②具有不明原因的不孕、习惯性流产、早产、死胎、死产史等的夫妇或家庭;③35岁以上的高龄孕妇;④具有染色体平衡易位或倒位等的携带者;⑤先天性智力低下病人及其血缘亲属;⑥本人或家庭成员患有遗传病的夫妇;⑦具有致畸物质或放射性物质接触史及病毒感染史的夫妇;⑧近亲婚配的夫妇。

4. 常见的问题 针对遗传学中的一般问题进行咨询,涉及的问题有:①本人或亲属所患的疾病是否是遗传病?②某些畸形是否与遗传有关?③已诊断的遗传病能否治疗?④两性畸形能否结婚?如何处理?⑤亲子鉴定有关问题等。

5. 遗传咨询的程序 遗传咨询的过程十分复杂,往往需要经过多次反复的咨询才能正确地回答咨询者提出的有关遗传病诊断、再发风险、治疗及预后等各种问题,一般要经历准备、初次会谈和再次会谈等阶段,必要时要进行随访,在某些遗传病的高发地区,还要进行扩大的遗传咨询。

(1)准备:首先对病人进行必要的询问和检查,以弄清咨询目的或疾病性质,其次收集先证者的家系发病情况,绘制好系谱并做出正确的分析,此外,应注意咨询者的心理状态,以便解决咨询者的各种思想问题。

(2)第一次会谈:本次会谈的内容包括:①阐明疾病的性质,包括是否是遗传病,其依据是什么,该病的遗传方式是什么等问题;②简明介绍相关遗传规律;③用概率的术语说明风险。

由于部分遗传病是致残、致愚的,甚至是致死的,故应对那些需求生育第二胎的咨询者作出再发风险的估计,一般在初次咨询会谈时就应根据诊断结果,告知再发风险。

估计疾病再发风险是遗传咨询的核心内容,也是遗传咨询门诊有别于一般医疗门诊的主要特点。再发风险又称为复发风险,是指曾生育过一个或几个遗传病患儿,再生育该病患儿的概率。通常用百分率(%)或比例(1/2,1/4……)来表示。一般认为10%以上为高风险,5%~10%为中度风险,5%以下为低风险。

(3)第二次咨询会谈:在本次的咨询会谈中,咨询者主要面临婚姻、生育或产前诊断等问题,并在知情同意的原则下做出选择和决定。咨询医师或专家则应提出所有的对策,包括不再生孩子、产前诊断、认领他人孩子、人工辅助生殖技术、代理母亲、离婚、终止恋爱和婚约等。

(4)第三次咨询会谈:在本次会谈中,咨询者从上述对策作出选择性决定,同时,咨询医师或专家对对策的落实给予大力协助。

(5)随访:有下列情况者可采用随访的方式进行遗传咨询:①因隐私问题,来医院确诊有困难者;②发病风险高,危害严重的遗传病家系,应实施有计划的随访;③咨询会谈效果不理想,需证实咨询者提供的信息可靠性时;④跟踪观察咨询效果,了解优生措施落实情况;⑤需要建立完整档案者。

(6)扩大的家庭遗传咨询:一旦遗传病的诊断成立,为有效地预防遗传病的发生,特别是检出携带者,咨询医师还应在其家系成员中进行广泛的遗传病调查。如常染色体隐性遗传病、X连锁隐性遗传病及染色体易位、倒位携带者,其家系中可能有其他携带者,因此,扩大的家庭遗传咨询具有重要的意义。

图表：遗传咨询新生儿体检登记表

四、开展优生咨询应注意的问题

1. 提供舒适、安静、整洁、气氛亲切的咨询环境。
2. 优生咨询要严肃、亲切、守密、尊重咨询对象,禁止应用诱导式的提问。
3. 解答问题时态度和蔼、语言通俗、信息准确。
4. 咨询者应详尽地提供所有的临床资料和家系资料,使诊断和再发危险率的估计能更加接近实际。
5. 科学解答再发危险,对遗传病风险程度高的对象要耐心解释,劝其终止妊娠,同时提供避孕方法,供其选择。
6. 咨询对象的工作环境有毒、有害时,应建议妊娠期调换。
7. 建立个案记录及咨询登记,以便查找,也有利于咨询者再次咨询参考和保留研究资料。

第二节 出生缺陷干预

随着工农业的迅速发展,原子能和放射物质的利用以及新的化学制品不断出现,环境污染日趋严重,缺陷儿的出生逐年增加,这给家庭及社会带来了严重危害。优生是采取一定的措施,使后代具有良好的体质及优良的遗传素质。通过优生使出生的孩子健康聪明,无出生缺陷,是天下父母的共同心愿,也是国家民族的希望所在。因此,实施出生缺陷干预是实现优生的重要保障。

一、 出生缺陷概述

(一)出生缺陷的概念

出生缺陷(birth defects)是指由于胚胎发育紊乱引起的形态、结构、功能、代谢、精神、行为等方面的异常,包括先天畸形、功能、代谢、行为的异常。先天畸形是专指以形态结构发育异常为主要特征的出生缺陷,不包括显微镜下微细结构异常、代谢异常、单纯性功能异常以及分娩过程中各种损伤所造成的缺陷。先天畸形占出生缺陷的 60% ~70%,是最为严重的一类出生缺陷。

(二)出生缺陷的类型

1. 根据出生缺陷的形态结构、生理功能及代谢分为
(1) 形态结构异常:表现为先天畸形,如无脑儿、脊柱裂、唇裂、多指等。
(2) 生理功能异常:如先天性耳聋、智力低下、先天性失明等。
(3) 代谢缺陷异常:如苯丙酮尿症、全身白化症、克汀病等。
2. 根据出生缺陷发生的系统分为 见表 4-1。

表 4-1 比较常见的出生缺陷

出生缺陷系统	疾病名称
神经系统	无脑儿、脑膨出、脊柱裂、小头畸形和脑性瘫痪
心血管系统	先天性心脏病、完全性大血管转位和肺动脉狭窄
呼吸系统	先天性鼻、喉、肺的异常,如肺发育不全
消化系统	唇裂、腭裂、唇裂合并腭裂、食管狭窄及闭锁、气管-食管瘘、幽门狭窄、小肠闭锁及狭窄、直肠或肛门闭锁及狭窄、胆囊、胆道及肝畸形
泌尿生殖系统	尿道上裂或下裂、先天性肾囊肿、肾缺如、隐睾、先天性阴囊鞘膜积液、外生殖器两性畸形
多系统	内脏逆位、联体双胎、21 三体综合征、常染色体异常的综合征、性染色体异常的综合征
头部器官	先天性白内障、小眼、小耳畸形、副耳和耳凹、小下颌等
四肢	马蹄足、多指(趾)、并指(趾)、肢体短缺、先天性髋关节脱臼
皮肤	血管瘤和色素病
腹腔	腹股沟疝、股疝、脐疝、脐突出、腹裂、膈疝等
先天代谢	苯丙酮尿症、糖原贮积症、软骨营养障碍

二、出生缺陷干预

（一）实施出生缺陷干预的意义

出生缺陷可造成胎儿、婴儿的死亡，人类寿命的缩短，并可导致大量的儿童患病和长期残疾，已成为当今世界各国引起重视的问题。《中国出生缺陷防治报告(2012)》指出，我国是出生缺陷高发国家，我国出生缺陷发生率与世界中等收入国家的平均水平接近，约为5.6%，每年新增出生缺陷数约90万例，其中出生时临床明显可见的出生缺陷约有25万例。全国监测数据显示，从1996—2011年，我国围生儿出生缺陷发生率呈现明显上升态势，1996年发生率为87.67/万，2011年升高到153.23/万。出生缺陷已经成为我国婴儿死亡和残疾的主要原因，全国婴儿死因中的构成比顺位由2000年的第4位上升至2011年的第2位，达到19.1%。出生缺陷严重影响出生人口素质，严重影响儿童的生命和生活质量，给家庭和社会带来沉重的精神和经济负担，可见，实施出生缺陷干预有着十分重要的现实意义。党中央、国务院高度重视预防出生缺陷、提高出生人口素质工作，将其列为我国经济社会发展的重大战略需求和重点工作任务。经过不懈努力，出生缺陷防治工作成效初显。2012年、2013年全国围生儿出生缺陷发生率连续两年开始下降，分别为145.64/万和145.06/万，比2011年降低0.7和0.8个千分点，全国出生缺陷发生率持续升高态势正在得到遏制。2016年，国务院办公厅印发了《国家残疾预防行动计划(2016–2020年)》，将"有效控制出生缺陷和发育障碍致残"列为主要行动之一。

图片：国家残疾预防行动计划（2016—2020年）

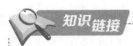

电离辐射对胎儿的影响

1945年8月，美国在日本的广岛和长崎扔下两颗原子弹，造成21万人死亡。距爆炸中心1200m以内的11例孕妇所生的婴儿有7例小头畸形，其余4例因被钢筋混凝土掩蔽身体而幸免。在受影响的区域内，妊娠8~15周的孕妇所生婴儿普遍有新生儿畸形、白细胞减少和癌症。

（二）实施出生缺陷干预的措施

1. 减少出生缺陷的"三级预防"就是根据出生缺陷发生发展的原因，以及流行病学资料，把预防策略按等级分为三级，所以叫三级预防。出生缺陷干预的关键是预防。WHO提出了预防出生缺陷的"三级预防"策略，并将重点放在一级和二级预防，即婚前(婚检)、孕前和孕期(孕检)干预。

一级预防是指防止出生缺陷儿的发生。进行婚前检查和孕前保健，包括婚前咨询检查，了解未婚双方的健康状况，有无影响下一代生命健康的疾病，需要采取什么相应的预防措施。怀孕前做好充分准备，孕前要选择最佳的生育年龄、预防感染、戒烟戒酒、避免接触放射线和有毒有害物质、避免接触高温环境，并根据需要增补叶酸、注射疫苗等。禁止近亲婚育。

二级预防是指减少出生缺陷儿的出生。主要是在孕期通过早发现、早诊断和早采取措施，以预防出生缺陷儿的出生。对已确诊的畸形胎儿，动员孕妇及其家属做选择性终止妊娠手术。

三级预防是指对已出生的出生缺陷儿进行治疗。对新生儿筛查，发现出生缺陷的婴儿，要早诊断、早治疗，防止致残。例如先天性甲状腺功能减退症患儿，如在出生后3个月内开始用甲状腺素治疗，80%以上的患儿智力发育可达到正常，如早期不及时治疗，可造成发育落后，智力低下等严重残疾。苯丙酮尿症患儿如早期发现，采用低苯丙氨酸奶粉治疗，患儿的智力水平可以接近正常。

2. 优生咨询　详见本章第一节"优生咨询"。

3. 产前诊断　详见本章第三节"产前诊断"。

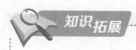

新生儿遗传疾病筛选

　　某些遗传代谢和内分泌疾病严重影响小儿发育与健康,预防的主要措施是新生儿筛查,以早期发现、早期诊断及早期治疗,预防疾病发生发展带来的严重后果。目前我国新生儿期主要筛查的疾病见下表:

筛查疾病	筛查方法
1. 苯丙酮尿症	足跟血筛查
2. 先天性甲状腺功能减退症	足跟血筛查
3. G6PD 缺乏症	足跟血筛查
4. 听力障碍	新生儿听力筛查

第三节　产前诊断

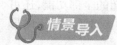

　　刘先生今年 35 岁,已结婚两次。他的前妻妊娠 3 次,但均于妊娠 2 个月左右流产,两人为此离婚。刘先生与现任妻子结婚后,女方曾受孕 2 次,也均在怀孕 3 个月内流产了,现已妊娠 7 周。

请思考:

1. 孕妇应采取哪种产前诊断方法?
2. 为了分析该家庭习惯性流产的原因,夫妇还需要进行哪方面的检查?

一、产前诊断概念

　　产前诊断(prenatal diagnostic)又称宫内诊断或出生前诊断,指采用各种特殊方法对胚胎或胎儿出生前是否患有某种遗传病或先天畸形等缺陷作出准确的判断。通过产前诊断可以观察胎儿有无畸形,分析胎儿染色体核型,检测胎儿的生化指标和致病基因等,从而对先天性和遗传性疾病作出诊断,为胎儿宫内治疗(手术、药物、基因治疗等)及选择性流产创造条件。可以通过产前诊断进行筛查的疾病有染色体病、性连锁遗传病、先天性代谢缺陷病、先天畸形等。

二、产前诊断对象

　　适应于产前诊断的对象有:① 35 岁以上的高龄孕妇;②有不良孕产史,包括流产、早产、死胎、死产等;③生过染色体异常儿、先天性代谢病儿等;④夫妇一方或双方有染色体平衡易位者;⑤有遗传病家族史者;⑥夫妇一方或双方为可疑或已知的致病基因携带者或患者;⑦羊水过多或过少者;⑧在妊娠早期接触过较大剂量化学毒物、放射性物质,或严重病毒感染的孕妇;⑨生育过无脑儿、脑积水、脊柱裂、唇腭裂;⑩近亲婚配者。

三、产前诊断方法

(一) 超声检查

　　在产前诊断中,超声波检查是使用最广泛的技术,可以评估胎儿生长发育情况、引导对高危胎儿的标本采集及对某些先天性缺陷进行诊断。超声波检查设备从传统的 B 超发展到彩色多普勒超声(即彩超)、三维和四维彩超。

1. B超检查 在产前诊断中,超声波检查是使用最广泛、对母子均无创伤的技术,可以评估胎儿生长发育情况、引导对高危胎儿的标本采集、对某些先天性缺陷进行诊断。

(1)检查时间:二维黑白成像。作为产前诊断项目,应在妊娠16周以后进行,此时胎儿各主要脏器已能清晰显示。可观察胎儿是否存活,体表及脏器有无畸形。如探不到清晰的外形光滑的圆形环状回声时,可能是无脑儿;胎儿脑室明显增大,可能为脑积水患儿;脊膜呈囊状物膨出,可能是脊柱裂。

(2)诊断:B超检查可应用于:①确定妊娠,孕5周内即可确定妊娠。②胎盘定位,超声波检查能显示胎盘位置宽度和厚度,以便选择羊膜腔穿刺进针部位,也可在早期妊娠时,显示着床部位以指导绒毛吸取术。③先天畸形的诊断,如无脑儿和脊柱裂,均可用超声波扫描形状、大小,有可疑时,再做羊水穿刺检查甲胎蛋白,两者结合,诊断的准确率可达100%;超声心动图可检查先天性心脏病,扫描图形可诊断胎儿腹水、多囊肾、畸胎瘤等。④胎儿发育异常,通过观察胎囊数目、大小、形状、位置和胎体活动来判断胚胎及胎儿发育情况。⑤胎儿生长受限及其他,通过胎头双顶径、头围、胸腔前后径可判断有无胎儿生长受限、脑积水等。

图片:羊膜腔穿刺

《中华人民共和国母婴保健法》规定,除医学上确有需要的(伴性遗传性疾病)外,任何医务人员严禁采用技术手段对胎儿进行性别鉴定。

2. 彩超 简单地说,彩超就是高清晰度的黑白B超,再加上彩色多普勒。和B超相比较,彩超能够直观成像,显示更清晰,并可发现异常血流,因此在诊断胎儿先天性心脏缺陷及脐带异常等方面有优势。

图片:早孕超声

3. 三维彩超 是立体动态显示的彩色多普勒超声诊断仪,它不仅具有二维彩超的全部功能,还可以进行胎儿头面部立体成像,可清晰地显示眼、鼻、口和下颌等状态,可协助医生直接对胎儿先天畸形进行诊断,包括体表畸形和内脏畸形,特别是二维彩超难以显示的颜面畸形。

4. 四维彩超 是在三维彩超图像的基础上加上时间维度参数,可以观察胎儿实时动态的活动图像。

(二)羊膜腔穿刺术

1. 穿刺时间 抽取羊水的最佳时间是妊娠16~21周,此时羊水量多,能在胎儿周围形成较宽的羊水带,胎儿在内浮动,穿刺时进针容易,不易伤及胎儿,并且此期间羊水内胎儿脱落的细胞较多,有活力细胞多,培养易于成活。羊膜腔穿刺应在B超监视下进行,避开胎儿并选择穿刺点,一般抽取15~20ml羊水,对孕妇和胎儿影响不大,不会造成宫腔突然缩小而流产。

2. 诊断 羊水是羊膜腔内的液体,除含有98%~99%的水以外,还含有糖类、类脂、蛋白质、胎儿代谢产物、激素及多种酶类和胎儿上皮细胞。因此进行羊膜腔穿刺可抽取羊水进行:①先天异常的产前诊断,羊水胎儿脱落细胞经体外培养,可做染色体分析、性染色质检查、生化检测,也可不经培养,应用微量技术做生化分析和基因检测;②检测磷脂酰胆碱以判断胎儿肺成熟度;③疑为开放性神经管畸形,检测羊水中甲胎蛋白含量;④疑为母儿血型不合,需检查羊水中血型物质及胆红素;⑤检测胎儿有无宫内感染。

图片:胎儿三维超声

3. 禁忌证 ①妊娠不足16周或超过24周者;②发热或局部皮肤感染者;③曾有过先兆流产或先兆早产者;④有宫内感染者;⑤单纯因社会习俗要求预测胎儿性别者。

4. 并发症 ①母体损伤(出血或血肿);②胎儿损伤;③羊水渗漏;④流产或早产;⑤宫内感染。

(三)绒毛吸取术

1. 吸取时间 采取绒毛组织,一般以妊娠7~9周为宜,这时绒毛细胞比较容易培养。绒毛采取方法不一,可经宫颈或经腹壁穿刺,用宫腔镜或吸管在超声波引导下或盲吸法取材。

2. 诊断 抽取绒毛以后可直接或经培养后进行类似羊水细胞的各项检查,用于诊断先天性缺陷、染色体病、代谢性疾病、基因病等。

3. 禁忌证 超声波示孕囊异常或无胎心、宫颈狭窄、阴道或盆腔感染、重度宫颈炎、子宫肌瘤、Rh致敏等。

4. 并发症 虽然采取的绒毛仅为胎盘组织的极少碎片,对胎盘功能几乎无影响,但仍有流产、宫腔感染、母儿血型不合致敏、致畸、胎儿生长受限、早产等并发症。

该法具有快速、避免母体细胞污染等优点。但分裂指数低、染色体形态差，并可出现滋养细胞层细胞核型与胎儿细胞核型不符现象，发生率为2%~3%，临床应用受到一定限制。

（四）胎儿镜检查

胎儿镜检查是超声波定位后用光学纤维内镜经母体腹壁穿刺，经子宫壁进入羊膜腔，观察胎儿、抽取脐血、取胎儿组织活检及对胎儿进行宫腔内治疗的方法，是产前诊断最直接有效的技术。由于胎儿镜检查是一种介入性的治疗技术，有损伤风险，凡是应用B超、绒毛或羊水检查就可诊断者不宜进行胎儿镜检查。

1. 检查时间　一般选择在妊娠15~22周。妊娠15~17周，羊水量较多，胎儿亦较小，适宜观察外形；妊娠18~22周，羊水增多，脐带增粗，适合行胎儿血液取样；妊娠22周后胎儿迅速增大，羊膜腔相对变小，操作难度增加，同时羊水混浊的可能性增加，对胎儿体表观察带来困难，为避免损伤胎儿与胎盘，应尽量避免胎儿镜检查。

2. 适应证　①通过直接观察可诊断有明显外形改变的先天性胎儿畸形，如颜面畸形、多指（趾）、并指（趾）、脐疝、脑脊膜膨出及外生殖器异常等。②通过胎儿活组织检查进行诊断的先天性疾病，如皮肤活检可发现大泡性皮肤松解症和鱼鳞病等；肝活检可发现胎儿肝脏疾病或与胎儿肝酶代谢有关的疾病等；肌肉组织活检可发现胎儿假性肥大性肌营养不良症、进行性脊椎肌萎缩等。③取胎儿血液进行诊断的疾病。可诊断地中海贫血、血友病、遗传学免疫缺陷病及胎儿宫内病毒感染等。④进行胎儿宫内治疗。如宫内输血。

图片：胎儿镜检查

3. 禁忌证　①有出血倾向者；②先兆流产或稽留流产；③可疑宫内感染者，如白细胞升高、体温升高者等等；④有严重妊娠并发症、合并症者；⑤对于母儿血型不合者，为了防止胎儿血细胞进入孕妇循环，致敏孕妇免疫系统或导致新生儿溶血，应谨慎选择胎儿镜。

（五）磁共振成像

磁共振成像（Magnetic Resonance Imaging，MRI）是80年代初才运用于临床的医学影像诊断新技术。其原理是人体内氢核（质子）在匀强磁场中对所加射频产生磁共振，其信号经电子计算机处理后获得非常清晰的断层图像，供医生进行诊断。由于MRI具有较高的组织分辨率及空间分辨率，可以直接显示胎儿脑组织和脊髓等器官，能够观察髓鞘的形成过程，获得超声不能显示的更多信息。主要用于中晚期妊娠的产前诊断。

胎儿MRI检查的安全性主要考虑MRI对胎儿是否有致畸作用、听力损害及热效应。尽管目前尚无证据证明短时间内暴露于电磁场内对胎儿有损害，也未见关于MRI对胎儿产生任何不良作用的报道，但是，人们仍然关注它对人类胎儿潜在的、不可知的作用。因此，在妊娠前3个月应尽量避免行MRI检查。国际磁共振成像安全委员会指出：产前MRI检查适用于非放射性成像诊断方法不能作出诊断而MRI将有助于明确诊断的疾病，例如胎儿脑结节性硬化症。检查前应告知孕妇目前没有证据表明妊娠期间进行临床MRI检查可产生有害作用。

（六）经皮脐血管穿刺术

经皮脐血管穿刺术又称脐带穿刺。穿刺时间为16周~分娩（最佳24~28周）。该法可以进行快速核型分析，胎儿血细胞培养48小时后，即可进行染色体制备，可对绒毛及羊水培养出现的假嵌合体（即胎儿为男性，由于母体细胞污染误将胎儿诊断为嵌合体）或培养失败进行校正或补救诊断，在确诊脆性X综合征方面是羊水和绒毛检查无法比拟的，还可以进行胎儿血液系统疾病的产前诊断与风险评估，如溶血性贫血、自身免疫性血小板减少性紫癜、血友病和地中海贫血症等。此外，可对胎儿溶血性贫血进行宫内输血治疗。脐带穿刺的主要并发症有穿刺部位出血、脐带血肿、短暂性胎心减慢、宫内感染、流产或胎死宫内。

图片：经皮脐血管穿刺术图

（七）母血胎儿细胞培养和游离胎儿DNA提取

该方法为非侵袭性产前诊断技术。在妊娠过程中，少量胎儿细胞（如滋养细胞、胎儿有核红细胞和淋巴B细胞）和游离胎儿DNA（一是来源于胎盘，二是来源于进入母体血循环的胎儿造血细胞发生凋亡，三是胎儿DNA分子直接穿越胎盘屏障）可进入母体循环系统。目前发展了很多技术从母血中分离胎儿细胞和游离DNA，以达到产前诊断的目的。常用技术有密度梯度或蛋白分离技术、荧光激活细胞分选术和磁激活细胞分离法等。

（八）胚胎植入前诊断

胚胎植入前诊断指在体外受精过程中,对具有遗传风险患者的胚胎进行种植前活检和遗传学分析,以选择无遗传学疾病的胚胎植入宫腔,从而获得正常胎儿的诊断方法,可有效地防止有遗传性疾病患儿的出生。可以从胚胎着床前各个阶段活检取样,如通过极体活检、卵裂球活检及胚泡活检等,获取其遗传物质信息进行诊断。

（单莉莉　陈丽霞）

思考题

1. 我国法律规定哪些情况避免结婚?

2. 孕妇林某,40 岁,第一胎,现妊娠 18 周进行产前检查。该孕妇非常担心胎儿的发育情况,哪些方法可以初步排除胎儿先天异常的可能?

思路解析　　　　扫一扫,测一测

学习目标

1. 掌握妊娠前期的保健措施。
2. 熟悉妊娠前期的保健目的。
3. 了解妊娠前期妇女的生理、心理和社会特点。
4. 能熟练进行妊娠前期的保健指导。
5. 具有尊重妊娠前期妇女,耐心服务的意识和基本能力。

受孕是新生命的开始,受精卵与遗传因素、父母的健康、配子质量、受孕时的环境以及围生期的环境有着密切的关联,因此妊娠前期保健越来越受到人们的重视。妊娠前期保健应从妇女计划受孕前 3 个月开展,是优生工作的首要环节。

第一节　妊娠前期母体的特点

一、妊娠前期母体的生理特点

女性的生育能力一般自 14~15 岁开始,从 18 岁开始进入性成熟期,持续约 30 年。一般情况下,妊娠前期妇女正处于性成熟期,具有以下特点:

1. 身体发育成熟　妊娠前期妇女处于身体发育的鼎盛时期,全身各系统及器官均已发育成熟,并具有良好的生理功能,能够承受妊娠给全身各系统和器官增加的负担。

2. 生殖器官发育成熟　性成熟期是卵巢的生殖和内分泌功能最旺盛的阶段,卵巢有周期性排卵并分泌性激素,排卵的时间一般在下次月经来潮前 14 天左右。此期子宫长 7~8cm,宽 4~5cm,厚 2~3cm,重约 50g,容量约 5ml,宫体与宫颈之间的比例为 2 : 1。生殖系统在卵巢激素的作用下发生周期性变化。卵巢周期性排卵和生殖器官发育成熟为妊娠创造了良好的条件。

3. 神经内分泌调节功能完善　性成熟期,下丘脑－垂体－卵巢轴的调节功能稳定,使机体神经－内分泌调节保持平衡,各系统器官生理功能协调一致,为妊娠奠定了基础。

二、妊娠前期母体的心理及社会特点

妊娠前期的妇女往往处在事业和家庭生活的初期,既要面对工作上的激烈竞争,又经历着夫妻之间的适应和磨合过程;再次准备妊娠的家庭则还要考虑原有子女对新生命的接纳程度,家人对胎儿性别的期待,经济问题等,她们在对未来生活充满希望的同时,也承担着来自社会和家庭的双重压力。

(一)心理特点

1. 幸福和自豪感　绝大部分妊娠前期的妇女对妊娠有充分的心理准备,憧憬小生命的到来将给家庭生活带来更多的快乐,为自己即将成为母亲而充满幸福和自豪感。

2. 焦虑　迫切渴望妊娠但又迟迟未孕的妇女,可能出现期待性焦虑和紧张情绪,担心自己患有生殖系统疾病或不孕症,害怕自己不能正常生育孩子。部分家庭可能会因为是否要再次妊娠发生意见分歧,并影响家庭关系。对性别有期待的家庭,妇女常为自己能否怀上性别让家庭成员满意的孩子而忧虑。

3. 抑郁　少数妇女自己不想妊娠,出于家庭意愿不得不做出妊娠计划,对妊娠持被动、消极态度,情绪抑郁。

(二)社会特点

1. 家庭支持　初次准备妊娠的夫妻双方及与对方家庭成员之间都需要进一步了解和相互适应,容易产生摩擦或误会;再次准备妊娠的妇女面临着更多的家庭问题,沟通不良容易影响家庭和睦。

2. 工作压力　来自职场的工作压力及社会支持会增加孕前妇女的压力。

3. 经济基础　新生命的到来会增加支出,导致经济上较拮据。

第二节　妊娠前期保健内容

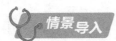

赵女士于停经40天到医院检查,当得知怀孕时,她和丈夫非常惊喜。可是,由于赵女士在1周前因感冒服用了多种药物,夫妻俩为此忧心忡忡。

请思考:

1. 妊娠早期服用药物会对胎儿造成伤害吗?

2. 准备怀孕的夫妻在妊娠前期应采取哪些保健措施?

一、保健目的

1. 预防和消除各种有害因素,创造良好的受孕环境。

2. 选择合适的受孕时间,为优质妊娠做好身体、心理、社会因素等准备。

3. 排除不宜妊娠或应暂缓妊娠的疾病,筛查遗传性疾病。

二、保健措施

(一)检查与监测

孕前检查是妊娠前期保健的重要内容,准备怀孕的夫妇在妊娠前3~6个月应到妇幼保健部门或医疗机构,通过孕前检查,对身体健康状况及是否适宜妊娠做出初步评估。

1. 一般情况采集　了解孕前夫妇及双方家庭成员的健康状况,重点询问与婚育有关的月经史、婚育史、疾病史、家族史、遗传病史、生活方式、饮食习惯、营养状况、职业状况、居住和工作环境、社会心理状况等。

2. 体格检查　①一般情况:生命体征、营养、发育、精神状况等;②各系统检查:皮肤、黏膜、毛发、五官、循环、呼吸、消化、泌尿、骨骼、肌肉、四肢等;③男女生殖系统:包括内、外生殖器官。通过体检,发现夫妇双方可能存在的重要脏器功能障碍、生殖系统器质性病变或功能障碍、遗传性疾病、内分泌系统疾病、精神疾病及智力障碍等。

3. 常规辅助检查　血常规、血型(ABO及Rh系统)、尿常规、血糖或尿糖、肝功能、乙肝抗原及抗体、心电图、妇科超声波检查等,必要时进行激素测定和精液检查。

4. 专项检查　通过询问病史和体格检查,对可能影响生育的其他疾病应进行专项检查、诊断和

0501

文档:国家免费孕前优生健康检查19项基本服务

54

治疗,避免在疾病状态下妊娠而导致流产、胎儿畸形、发育不良或死亡,甚至危及母体健康和生命。专项检查包括:①遗传性疾病;②感染性疾病;③性传播疾病;④影响生育的其他疾病,如心脏病、肾炎、肝炎等重要脏器疾病,甲状腺功能异常、糖尿病等内分泌疾病,牙周炎等口腔疾病;⑤生殖系统疾病;⑥免疫因素,如男女双方血型、抗精子抗体、抗卵磷脂抗体、抗子宫内膜抗体、狼疮因子等;⑦环境因素,可做微量元素检测或对有异味的环境进行检测。

5. 排卵监测　通过测定基础体温,描记体温曲线;观察、记录月经日期,推算排卵时间;检测宫颈黏液变化规律;还可以用排卵测试纸条查尿液;或超声测量卵泡与子宫内膜;血液生殖激素检测等方法监测排卵情况,为安排受孕做好准备。

（二）生活与卫生保健指导

1. 制订妊娠计划　科学安排受孕时间是良好孕育的重要环节。

（1）最佳生育年龄:女性最佳生育年龄为25~30岁,男性为25~35岁。这个时期是男女双方生殖功能最旺盛的阶段,生殖细胞质量好的时期,同时已经积累了一定的生活经验、社会经验及经济基础,孕育下一代的条件成熟。女性35岁、男性40岁以后,生殖功能开始衰退,生殖细胞染色体畸变的概率增加。女性18岁以前或35岁以后,妊娠危险因素相对增加,难产或其他产科并发症发生率、病残儿出生率、围生儿死亡率都明显增加,不适宜妊娠。35周岁及以上的女性受孕后建议到有资质的医疗保健机构进行产前诊断,并增加产前检查次数,加强围生期保健。

（2）最佳受孕季节:最佳受孕季节为7、8、9月份,尤其是在北方地区,此时秋高气爽、气候温暖、蔬菜水果等供应丰富,对补充孕妇营养和胎儿大脑发育十分有利,避开了盛夏酷暑对孕妇食欲的影响,也避开了冬、春季易感染各种流感等病毒的危险。这个时期受孕,预产期为第二年的4、5、6月份,气候温和,阳光充足,有利于产妇身体恢复和婴儿护理,良好的光照条件,有利于婴儿生长发育和骨骼钙化。

如何推算"易孕期"？

可根据月经周期推算、基础体温测定等方法,自我监测排卵推算"易孕期"。

1. 根据月经周期推算:可以根据以往12个月以上的月经周期记录进行推算。最简单的方法如下:

易孕期第一天 = 最短一次月经周期天数 ~18 天

易孕期最后一天 = 最长一次月经周期天数 ~10 天

2. 基础体温测定:基础体温随着月经周期而变化,在月经期和卵泡期基础体温较低,排卵后体温上升 0.3~0.5℃,一直持续至月经前 1 天 或月经第 1 天。基础体温上升前后 2 天是排卵期,此期最易受孕,为"易孕期"。

2. 建立健康的生活方式　良好的生活方式是身体健康和心理健康的保障。

（1）良好的饮食习惯:孕前饮食要注意营养均衡、粗细搭配、规律进食,不偏食、不节食、不贪食。良好的营养状况能够为生成良好的精子和卵子创造条件,也有利于妇女的身体健康,为即将到来的妊娠和哺乳奠定营养基础。

丰富的蛋白质有利于男子精液的生成,增加精子的质量和数量。孕前 3~6 个月开始,夫妻多吃含优质蛋白质、富含维生素和必需微量元素的食品,补充适量的糖类与脂肪,做到均衡营养,合理饮食。B 族维生素参与蛋白质和脂肪的代谢,特别是维生素 B_6 参与雌激素的代谢。维生素 E 具有调节性腺功能的作用,可增强精子的活力。维生素 C 也有调整性腺功能的作用,并可增强机体免疫力。锌与男女双方生殖系统的功能有密切关系,夫妻多吃动物性含锌食品如猪、牛、羊肉,海产品、奶制品、蛋类,可以避免因缺锌出现性欲低下或性能力减退。妇女孕前宜多食用绿叶蔬菜、水果及动物肝脏等富含叶酸的食物,必要时从孕前 3 个月开始,每天服用 0.4mg 的叶酸增补剂,预防孕后胎儿发生神经管畸形以及眼、口唇、腭、胃肠道、心血管、肾、骨骼等器官畸形。

（2）运动与休息：孕前要建立良好的生活规律，按时起床和休息，保证睡眠充足，坚持适当运动，运动可以不要求强度，但要坚持运动经常性。运动可以增强体质，使人体内分泌系统处于稳定的状态，增强妊娠后对流感病毒、风疹病毒等病原的抵抗力；运动可以促进女性体内激素的合理调配，有利于受精卵顺利着床，并促进胚胎和胎儿发育；运动可使肌肉强健，韧带富有弹性，关节更加灵活，有利于妊娠，也为顺利分娩打下了坚实的基础。

（3）适当节制性生活：在计划妊娠期间，应适当减少性生活的次数，选择排卵期前后性生活，不仅可以保证精子的数量和质量，还能提高受孕成功率。

（4）戒烟酒：夫妇双方有烟酒嗜好者，应在孕前至少戒除 3 个月。新婚期间过多接触烟酒者应严格避孕。

（5）远离宠物：妇女在计划受孕时，应避免接触宠物，以免感染弓形虫，导致受孕后流产、胎儿畸形和胎儿生长受限。无法避免时，应将家中宠物每月送往医院做一次体检，如宠物弓形虫抗体阴性可以留在家中。

3. 调整避孕方法　制订受孕计划后，若刚停用避孕药或取出宫内节育器，宜遵医嘱避孕适当时间后再考虑受孕，以彻底消除药物的影响和调整子宫内环境。在此期间应采用工具避孕。

（三）心理调适

1. 妊娠知识培训　通过开展知识讲座、发宣传资料或指导自学等方式，帮助孕前妇女掌握关于妊娠、分娩和胎儿在宫内生长发育的相关知识，了解受孕及妊娠过程中出现的某些生理现象，充分认识到妊娠是每个妇女能够完成的生理过程，树立顺利完成妊娠和分娩的信心，端正对妊娠的态度，确立正确生育观，明确对决定胎儿性别因素的认识，消除心理负担，积极为妊娠做好各项准备。

2. 受孕指导　指导妊娠前期妇女学会推算自己的排卵期，在适宜的时间安排性生活，从而增加受孕成功机会。对因未能如期妊娠产生焦虑者，应多与之交流，查找可能影响受孕的原因，帮助其消除顾虑，树立信心，正确把握受孕时间，必要时可进行相关的生殖能力检测。

3. 保持乐观情绪　指导孕前妇女认识到乐观的情绪和良好的心态对于自身健康、胎儿智力和身体发育的重要性，认识到做母亲是件光荣而神圣的事情，从而使孕前妇女能够主动、有意识地调整好自己的心态。夫妻经常交流，相互关心有助于妇女以积极的心态去迎接妊娠。妇女向母婴保健专业人员咨询，或通过其他途径和相关人员交流，也能够及时调整和转移不良情绪。

4. 参加体育运动　指导孕前妇女了解体育活动对调节心理状态和促进身体健康的积极意义，根据自身实际情况，选择适宜的户外运动。

（四）社会支持

创造和谐的家庭环境，尤其是夫妻和谐是孕前最重要的心理支持。妊娠前期夫妻之间要更多地宽容和理解对方，善于引导对方摆脱心理困惑，善于化解和处理矛盾。要调整生活节奏，避免过于紧张和疲劳。家庭成员应树立正确的生育观念，消除生男生女给孕前妇女带来的精神负担。各级保健部门要通过开展咨询、讲座以及宣传海报、健康处方、指导读书等方式，为计划受孕的夫妇提供营养结构、生活方式、行为习惯、心理调适等方面的指导。

（五）避免接触有害因素

1. 理化因素　长期接触重金属、苯、农药，或者高温、噪声污染、电离辐射等不良理化物质，可影响生殖细胞质量和身心健康，导致男性精子减少、活力降低、畸变。有生育计划的夫妇应脱离有害环境，等待排出体内毒物至恢复正常后再受孕。

2. 药物　孕前服用抗癌药、麻醉剂、己烯雌酚、避孕药等药物可在母体内蓄积，影响胎儿的发育。男方服用利血平、白消安等药物可影响精子发育。故孕前男女双方服用药物要谨慎，如果必须服药，应在医师指导下尽可能用对胚胎无影响的药物。

3. 预防接种　对于影响胎儿发育及自身健康的重要保护性抗体缺如的夫妇，孕前可进行相关免疫注射。但孕前 3 个月内禁止接种风疹疫苗、麻疹疫苗、甲肝活疫苗等，以免造成胎儿畸形或胎儿神经损伤。孕前可以用破伤风抗毒素。如所处地区有严重疾病流行，并接受了相应的免疫注射后，一般于 3 个月后再受孕。

0502

视频：孕前需避免接触的有害因素

笔记

（六）妊娠前期常见疾病的预防

1. **重度贫血**　严重贫血可引起机体抵抗力下降、流产、胎儿生长受限、死产、妊娠期高血压疾病、胎盘早剥、产后出血和新生儿病死率增加。因此，受孕前应补充铁和叶酸，纠正严重贫血，避免因妊娠后血液生理性稀释导致贫血进一步加重，给孕妇和胎儿造成不良影响。

预防原则：①纠正不良饮食习惯，多食用猪肝、鸡血、豆类、黑木耳等含铁多的食物和新鲜蔬菜、水果、瓜豆类、肉类、动物肝脏及肾脏等含叶酸多的食物；②改变烹饪方法，蔬菜不要切断后再浸泡清洗，不要长时间烹煮，避免叶酸丢失；③积极治疗慢性失血性疾病和慢性消化道疾病；④多吃富含维生素 C 的蔬菜和水果以帮助铁质的吸收。

2. **乙型病毒性肝炎**　乙型病毒性肝炎多因与病毒性肝炎病人密切接触感染，也可因输血、注射血液制品感染。乙型肝炎病毒（HBV）可通过母婴传播（包括宫内传播、产时传播、产后传播）。若妇女在受孕前肝功能已受损，受孕后可因肝脏负担加重导致产科并发症发生率、重型肝炎发生率及孕产妇死亡率升高。

预防原则：①孕前常规检测肝炎病毒血清标志物，并定期复查；②如乙肝五项均为阴性，应在孕前接种乙肝疫苗，待乙型肝炎表面抗体（HbsAb）转阳性后再妊娠；③避免接触病毒性肝炎病人，夫妇一方患有病毒性肝炎者，应用避孕套防止交叉感染，待乙肝病毒脱氧核苷酸（HBV-DNA）转阴再妊娠；④已患有病毒性肝炎的妇女应坚持避孕，待肝炎痊愈至少半年，最好痊愈 2 年后再怀孕。

3. **女性生殖系统感染**　常因性生活频繁、不注意性卫生或阴道灌洗，导致阴道黏膜损伤、阴道酸性环境破坏、细菌、病原体感染引起。也可因夫妻交叉感染引起。阴道炎使阴道内环境发生改变，且炎性细胞可吞噬精子，使精子活动力减弱，从而影响受孕。若炎症扩散可造成不孕。

预防原则：①养成每日清洗外阴和勤换内裤的习惯，性生活前男女双方应排空膀胱，清洗双手、外阴；②避免性生活过于频繁；③避免阴道灌洗；④患有阴道炎者应及时治疗，如夫妻交叉感染者应双方同时治疗；⑤患病期、月经期禁止性生活；⑥不穿化纤内裤和紧身衣。

4. **宫颈炎**　常因病原体侵入引起感染。宫颈炎时宫颈管内黏稠的脓性分泌物不利于精子通过，可造成不孕。

预防原则：①注意性卫生，避免过早、过频的性生活；②保持外阴清洁；③尽量避免做人工流产等手术，必须做手术时避免损伤宫颈；④及时治疗阴道炎，避免夫妻双方交叉感染；⑤已患有宫颈炎者应积极治疗。

5. **子宫肌瘤**　子宫肌瘤可导致不孕、流产，分娩时可阻塞产道造成难产。孕前检查发现有子宫肌瘤时，直径 2cm 以下的浆膜下肌瘤可以妊娠；肌瘤直径超过 3cm，孕期易发生变性，导致流产及早产的机会增加；若肌瘤直径虽然不足 3cm，但生长在宫腔内或宫颈上，或压迫输卵管导致不育等情况，最好先做子宫肌瘤剔除术后再妊娠。

（乜红臻）

思考题

吴某，女，27 岁，新婚 1 个月，计划怀孕，前来咨询。沟通发现吴某婚后居住在刚装修不久的新房中，家中养着一只泰迪犬，生活不规律，经常熬夜。试述如何对吴女士进行指导？

思路解析　　扫一扫，测一测

学习目标

1. 掌握妊娠期保健措施。
2. 熟悉妊娠期保健目的。
3. 了解妊娠期妇女的生理、心理和社会特点,胚胎和胎儿的生理特点,孕妇的管理。
4. 能熟练进行妊娠期的保健指导。
5. 具有尊重妊娠期妇女,耐心服务的意识和基本能力。

妊娠(pregnancy)是妇女一生中一个特殊的生理时期。在妊娠过程中,妇女全身各器官和系统出现一系列生理变化以适应孕育胚胎及胎儿的需要。在妊娠的不同时期,孕妇、胚胎及胎儿的生理变化有着不同的特点。为了保障母儿健康,提高出生人口素质,应开展妊娠期保健,其内容包括:定期产前检查,为孕妇提供营养、卫生、心理等方面的咨询和指导,监护胎儿生长发育。对高危妊娠者予以医学指导和重点监护。对有遗传病家族史或遗传性疾病分娩史者进行产前诊断,并提出相应医学建议等。

第一节　早期妊娠保健

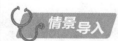

张女士已结婚半年,平时月经规律。现停经6周,食欲欠佳,有时会恶心、呕吐,经医院检查确诊为早期妊娠。她仍然坚持每天骑自行车上下班。

请思考:
1. 妊娠早期可以骑自行车吗?
2. 应如何调理饮食以保证营养供应?

一、早期妊娠母体和胎儿的生理特点

早期妊娠指妊娠13周末以前,是胚胎和胎儿早期形成阶段。在这一时期,外界环境的不良刺激对胚胎和胎儿影响极大,是导致畸形的敏感期和高发期,应特别注意早期妊娠保健。

（一）母体的生理特点

1. 生殖系统 子宫体逐渐增大、变软，未超出盆腔，腹形变化尚不明显。宫颈充血，呈紫蓝色。宫颈分泌物增多、黏稠，形成黏液栓阻塞宫颈口，能防止细菌侵入。阴道充血水肿呈紫蓝色，皱襞增多，伸展性增加。阴道上皮细胞含糖原增加，乳酸含量增多，使阴道 pH 值降低，维持酸性环境，有利于防止感染。卵巢停止排卵，月经停止。

2. 乳房 妊娠早期乳房逐渐增大，充血明显，有胀痛感。乳头、乳晕着色。乳晕出现蒙氏结节（Montgomery's tubercles）。

3. 血液循环系统 妊娠 6~8 周起血容量开始增加，因血浆增加多于红细胞增加，血液相对稀释，血压偏低，部分孕妇可能出现头晕等症状。

4. 消化系统 在大量雌、孕激素作用下，牙龈的毛细血管扩张，血管通透性增加，牙龈肥厚。孕 6 周左右常有食欲缺乏、恶心、呕吐等早孕反应（morning sickness），多于孕 12 周左右消失。由于胃肠平滑肌张力降低，胃内酸性内容物反流至食管下部产生胃部烧灼感。

5. 泌尿系统 增大的子宫压迫膀胱可引起尿频。由于母儿代谢产物的排泄量增加，肾脏负担加重，肾血液量及肾小球的滤过率增加，但肾小管对葡萄糖回吸收不能相应增加，可出现生理性尿糖。

图片：蒙氏结节

（二）胚胎和胎儿的生理特点

早期妊娠是胎儿从受精卵经过分裂、着床、发育直至形成胎体的阶段。卵子在受精后的 2 周内称为受精卵或孕卵，受精后 3~8 周称为胚胎，是人体主要器官分化形成时期，也是致畸高危期。受精第 9 周起称为胎儿，是各器官进一步发育的时期。妊娠第 4 周末，可以辨认胚盘与体蒂。第 8 周胚胎初具人形，心脏已形成，B 超可见心脏搏动。妊娠 12 周末胎儿身体各器官、系统基本形成，通过脐带、胎盘从母体获得所需要的营养物质和氧气，排出代谢产物和二氧化碳。同时，母体接触的各种有害因素也对胎儿产生危害，如不注意可能影响胚胎和胎儿的正常发育，甚至引起先天畸形或流产。

二、早期妊娠母体的心理及社会特点

（一）心理特点

1. 怀疑、震惊 从停经到被确诊妊娠时，所有的孕妇一般都会产生怀疑、震惊的反应，随后会为妊娠而兴奋和快乐，为自己将要成为母亲而幸福和满足。

2. 缺乏自信和纠结冲突 很多初次怀孕妇女因为缺乏孕育经验而自信心不足。还有一些孕妇可能出现纠结与冲突心理，尤其是原先未计划怀孕的孕妇，既为怀孕而感到高兴，又觉得怀孕不合时宜而懊恼。有的担心经济条件、家庭条件不够、年龄原因而无力养育好孩子，有的可能因工作、学习等原因暂时没有要孩子的打算，或因计划生育等原因想终止妊娠。

3. 渴望得到关爱和依赖感 进入孕期的妇女，特别关注自己身体和胎儿的变化，对周围人对待自己的态度过度敏感，渴望获得情感支持，希望家人、同事等在生活、工作中对其给予更多的爱护和关照，有依赖思想。

4. 焦虑、抑郁 早孕反应会让孕妇感到身体疲乏、食欲缺乏、恶心呕吐，这种不愉快的体验让孕妇对其本身健康、胎儿状况、可能流产或分娩疼痛产生不安和担忧，表现为情绪不稳定、易激动、哭泣等。也可因为孕妇对身边亲人要求的过度期望而产生焦虑、抑郁的心理。

5. 内省 由于自己即将成为母亲，孕妇会经常反省自己过去与母亲的关系，通过内省逐渐形成对母亲角色责任的认识，有利于孕妇将来向母亲角色的转变。

6. 兴趣爱好改变 孕妇由于味觉及嗅觉变得更敏锐，出现对食物爱好的明显改变，喜食酸性食物或辛辣食物如泡菜、辣椒等。开始喜欢娓娓动听的儿歌，看小朋友做游戏。有的孕妇出于对胎儿的保护，对性生活有畏惧和回避的现象，也有部分孕妇性兴奋增强。

（二）社会特点

丈夫和双方父母对妊娠早期、尤其是妊娠反应明显的孕妇会格外关心、百般体贴和呵护。单位领导、同事及朋友也会更加爱护和体贴孕妇，这样更增加了孕妇的依赖心理。若孕妇与丈夫关系紧张或婚姻状况不稳定,缺少丈夫、父母的关爱和呵护,孕妇将心情低落,日常兴趣显著减退,产生无望感、无助感,自我评价显著下降,感到生活没有意义。缺少单位和社会的支持,孕妇可因为妊娠影响就业和工作质量而产生心理压力。此外,孕妇的家庭经济状况、文化程度、年龄等也对孕妇心理造成明显的影响。

三、早期妊娠保健内容

(一)保健目的

1. 确定妊娠,为孕妇提供早期妊娠的心理支持、生活与卫生保健指导。
2. 避免接触各种有害因素以保证胚胎和胎儿正常发育。
3. 预防和及时发现早期妊娠并发症。

(二)保健措施

1. 检查与监测

(1)及早确诊妊娠:既往月经规律的生育期妇女,未采取避孕措施突然停经者,应首先考虑为妊娠。结合尿频、恶心、呕吐等不适症状,还可以借助妊娠试验、B超检查等及早确诊,以便对胚胎进行保护,避免受物理、化学、生物等有害因素影响而诱发畸形。

(2)第一次产前检查:确定妊娠后即进行第一次产前检查,并建立孕产期保健手册。检查包括:①询问孕妇健康史、婚姻史、家族史,推算预产期;②全身检查、产科检查及必要的辅助检查;③评估孕妇心理及社会特点;④评估高危因素。若孕妇患有严重内科合并症,则应根据病情的严重程度,考虑是否可以继续妊娠。夫妇双方有遗传病史或家族史者,需要做进一步的遗传咨询和必要的产前诊断。凡是有高危因素的孕妇都应纳入高危妊娠管理。

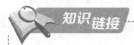

妊娠高危因素筛查

第一次产前检查及随后的每次产前检查都应注意筛查孕妇是否存在妊娠高危因素,常见的高危因素有:①孕妇年龄大于35岁或小于18岁,身高在145cm以下;②不良孕产史,如习惯性流产、死胎、死产、难产,生育过先天性畸形儿;③有家族遗传性疾病史或夫妇一方患有遗传性疾病;④内科合并症,如患有心脏病、糖尿病、肾脏病、癫痫、甲亢等疾病;⑤接触有害物质,如妊娠早期感染病毒,接触大量放射线、化学物质,服用对胎儿有致畸作用的药物;⑥妊娠并发症,如妊娠期高血压疾病、前置胎盘、羊水异常、胎儿生长受限、过期妊娠等。

(3)监测胚胎和胎儿发育:胚胎期可通过B超直接观察妊娠囊、胚胎大小、胎心搏动等监测胚胎发育情况。常用子宫的增大、孕妇体重的增加、超声多普勒听诊胎心等监测胎儿发育情况,也可通过B超直接观察胎儿发育有无异常。早孕反应可作为临床间接观察指标,如胚胎或胎儿死亡,早孕反应会突然消失。

2. 生活与卫生保健指导

(1)饮食与营养:妊娠早期主要是胚胎各器官分化形成和胎儿器官早期发育阶段,此时生长速度相对缓慢,胚胎及胎儿所需营养量与妊娠前没多少差别或略增加,最重要的是膳食均衡,可少量多餐,食物宜清淡、易消化,少吃油腻食物,避免刺激性和辛辣的食物。

1)均衡膳食:进食新鲜的食物,保证优质蛋白、各种维生素、微量元素和水分等营养物质的摄入,尤其应注意叶酸和维生素A的补充。

2)正确应对早孕反应:孕妇在妊娠早期出现妊娠反应的程度因人而异,可根据自身情况采取以下措施以保证营养的供给:①起床前进食;②少食多餐;③想吃就吃;④若剧烈呕吐,应及时到医院就诊。

(2)适当运动:适当的运动能促进消化、吸收,改善血液循环,有利于胎儿发育,因此早期妊娠时孕妇可以工作和做家务,可以适当运动,宜选择一些轻松、缓慢的方式,如散步、做孕妇保健操、骑自行车等。运动时间每天 30~40 分钟,脉搏以不超过 140 次 / 分为宜。早期妊娠要避免举重物、在强烈振动下工作或高空作业,避免去拥挤、空气流通不佳的地方,如商场、电影院等,避免频繁弯腰、下蹲等动作,避免长途旅行。有流产史或先兆流产症状的孕妇不宜运动,应在医生的指导下多卧床休息。

(3) 合理休息:孕妇每天应有 8~9 小时的睡眠,中午应有 1 小时左右的休息。

(4) 卫生指导:勤洗澡,以淋浴为宜。勤换内衣、内裤,保持外阴清洁。

(5) 口腔保健:妊娠期牙龈充血,由于进食次数增多且孕早期频繁呕吐,容易引起口腔病菌滋生,出现牙龈出血、肿胀、口臭等。因此,孕妇应重视口腔保健。①坚持每日 2 次有效刷牙,进食后及时漱口;②定期检查口腔,对龋齿进行修补或拔除。对于较严重的口腔疾病,应选择合适的时间治疗,避免引起流产。

(6) 乳房护理:选择合身、舒适、能承托乳房的胸罩,防止乳房下垂。不宜束胸,以免影响乳房发育,引起产后乳汁不足。

(7) 避免感染:①避免病原感染,如风疹病毒、腮腺炎病毒、流感病毒等;②避免饲养或接触宠物,以防感染弓形虫;③接受必要的预防接种,如破伤风类毒素、狂犬病疫苗、乙型肝炎疫苗等。禁止接种水痘、风疹、麻疹、腮腺炎、脊髓灰质炎等病毒性减毒活疫苗。

(8) 避免接触其他有害因素:妊娠早期应避免接触药物、放射线、微波、电离辐射、噪声、烟酒等因素。孕妇因病就诊时,应主动告诉医护人员自己已怀孕,以免接受 X 线照射或放射性核素检查。妊娠 12 周内尽量避免用药,必须用药时应选择对疾病有效、副作用少、对胚胎及胎儿无损害的药物,并严格掌握用药时间和剂量,指导孕妇对药物的不良反应进行观察,如有异常及时就诊。妊娠期不宜服用保健品、补药、减肥药,有的中药也有一定的毒副作用,有可能对胎儿造成损害。

(9) 衣着指导:孕期着装应宽大、柔软、透气,以棉质为宜。不宜穿紧身的衣服和裤袜,以免影响血液循环。不宜穿高跟鞋。

(10) 性生活指导:妊娠 12 周内避免性生活,以免诱发流产。

3. 心理调适　孕妇的情绪与胎儿的发育有着极其密切的关系。孕妇要以喜悦的心情接受怀孕,学会自我心理调节,善于控制和缓解不健康的情绪,从而保持稳定、乐观、良好的心态,给胎儿一个良好的生长环境。

4. 社会支持　指导丈夫善于理解孕妇的心理需求,更多地关心、爱护孕妇,多沟通、多倾听、多陪伴,从而给予孕妇更多的心理支持。双方父母应多给孕妇体贴和宽慰,表明自己对胎儿性别的正确观点,让孕妇感到家的温暖与和睦,坚定完成妊娠的信心,单位应给予孕妇工作上适当的支持与照顾。

5. 预约下次产前检查　向孕妇强调产前检查的重要性,告知孕妇若出现阴道流血、流液腹痛、妊娠剧吐、发热等异常情况应随时到医院就诊,如无特殊情况,则于妊娠 16 周时来医院做下一次产前检查。

6. 妊娠早期常见疾病预防　妊娠早期最常见的是出血性疾病,而出血性疾病最多见的是流产。

(1) 流产(abortion):孕妇确诊早期妊娠后,出现阴道流血和下腹疼痛时,首先考虑为流产,应立即到医院明确诊断,排除导致阴道流血的其他疾病,判断流产的临床类型,及时给予相应的治疗。早期流产的最常见原因是胚胎染色体异常,母体不良因素、免疫功能异常和环境有害因素也可导致流产。

预防原则:①妊娠前期妇女应积极治疗全身性疾病,如严重贫血、心脏病、糖尿病、慢性肾病等;②妊娠期积极防治各种感染性疾病和传染病,避免接触各种有害物质;③注意营养,充分休息,避免过劳及精神刺激,防止外伤;④改变不良生活习惯。⑤妊娠早期禁止性生活。

(2) 妊娠剧吐:少数孕妇因早孕反应严重,频繁恶心呕吐、不能进食,可导致水、电解质及酸碱失衡,甚至危及孕妇生命。妊娠呕吐可能与孕妇人绒毛膜促性腺激素(HCG)水平升高有关,精神过度紧张、焦虑及生活环境、经济状况较差的孕妇易发生妊娠剧吐。出现妊娠剧吐者应住院治疗。

预防原则:①妊娠前期妇女应通过学习妊娠相关知识认识到早孕反应是妊娠早期的一种正常生理现象,不必紧张。②妊娠期妇女应保持心情轻松愉快,并合理调配饮食。

（3）异位妊娠（ectopic pregnancy）：包括输卵管妊娠、卵巢妊娠、宫颈妊娠、子宫残角妊娠和腹腔妊娠等。输卵管炎症是异位妊娠的主要病因，B超检查有助于诊断异位妊娠。

预防原则：①孕前积极预防和治疗慢性输卵管炎。②停经后如出现下腹一侧隐痛或突然发生撕裂样疼痛，伴有少量阴道流血，甚至晕厥、休克者应警惕异位妊娠，及时就诊。

（4）妊娠合并糖尿病：在妊娠早、中、晚期均可发病，尤其是妊娠中、晚期，孕妇体内抗胰岛素样物质增加，如胎盘生乳素、雌激素、孕激素、皮质酮和胎盘胰岛素等，使孕妇对胰岛素的敏感性下降，对胰岛素的需要量增加，如果孕妇胰岛素分泌受限，易出现糖尿病。妊娠期糖尿病严重危害孕妇和胎儿健康。

预防原则：①监测血糖，严格控制饮食，保持营养均衡，控制热量和糖分摄入，增加膳食纤维；②多进行户外运动；③当需要用药物控制血糖时，一定要严格配合医生治疗，并自我监测血糖水平；④保持心情舒畅，认真对待病情，不要过分担忧。

第二节　中期妊娠保健

妊娠14周至27周末为中期妊娠，此期胎儿生长迅速，孕妇自我感觉良好，妊娠负担相对较轻。此期主要保健任务是定期产前检查，监测孕妇健康状况和胎儿生长发育情况，指导孕妇加强营养、做妊娠期保健操及胎教，并做好产前诊断。

一、中期妊娠母体和胎儿的生理特点

（一）母体的生理特点

妊娠10周以后，卵巢中的妊娠黄体开始萎缩，逐渐由胎盘替代卵巢分泌雌激素和孕激素。为适应胎儿生长发育的需要，孕妇全身各系统在妊娠早期变化的基础上进一步发生一系列生理变化。

1. 子宫　随着妊娠的进展，子宫逐渐增大，宫底上升，腹部膨隆，孕妇特有的身体形态越来越明显。增大的子宫压迫胃肠道可引起进食后不适和便秘。

2. 胎动（fetal movement，FM）　一般于妊娠18~20周可自觉胎动，正常胎动3~5次/小时。

3. 胎心音　于妊娠18~20周起，用听诊器经孕妇腹壁能听到胎心音。妊娠24周后胎心音在胎背所在部位听诊最清楚，正常胎心率为110~160次/分。

4. 胎体　妊娠20周后，经腹壁可触到胎体。妊娠24周后，采用腹部四步触诊法能区分胎头、胎背、胎臀及胎儿四肢，查清胎儿在子宫内的位置。

5. 皮肤变化　妊娠期因垂体分泌促黑色素细胞激素增加，且雌激素明显增多，孕妇面部、乳头、乳晕及腹壁正中线有色素沉着。产后，沉着的色素将逐渐消退。

6. 乳腺　乳腺迅速增生，乳房增大、饱满。

7. 血液　妊娠中期血容量增长很快，包括血浆及红细胞增加，由于血浆增加量约为红细胞增加量的2倍，故妊娠期血液呈稀释状态，容易发生妊娠期贫血。

（二）胎儿的生理特点

中期妊娠胎儿发育迅速，尤其是脑细胞的发育。妊娠3~6个月是胎儿大脑的第一个迅速增长期，主要是脑细胞体积增大和神经纤维增长，使脑的重量不断增加。胎儿各系统也进一步发育完善，最明显的是味觉、嗅觉、触觉、视觉、听觉等感觉器官开始在大脑的特定区域发育，神经细胞之间的连接增加。

妊娠16周末：胎儿完全具备人体形态，外阴可确定性别，头皮长出毛发，开始出现呼吸样运动，手、足能做细微的活动，部分孕妇已自觉胎动。

妊娠20周末：胎儿全身覆盖毳毛，出现吞咽、排尿功能。产前检查可听到胎心音，孕妇均能感觉胎动。

妊娠24周末：各脏器均已发育，皮下脂肪开始沉积，因量不多皮肤仍呈皱缩状，胎儿皮脂腺开始具有分泌功能，出现眉毛与睫毛，出生后可有呼吸，但生存能力极差。

二、中期妊娠母体的心理及社会特点

(一)心理特点

1. 情绪趋于稳定、乐观　妊娠中期,孕妇对妊娠导致的生理与心理变化逐渐适应,心理、情绪趋于稳定,抵御各种不良刺激的能力增强。胎动的感觉让孕妇异常兴奋,并渴望胎儿尽快成长。此期孕妇情绪大多是乐观稳定的,食欲、睡眠良好,精力充沛。少数孕妇也可出现情绪不稳定和焦虑,多与经济问题和家庭关系紧张等有关。

2. 母亲的情感得以强化　随着妊娠的进一步延展,大多数孕妇在有了相当的妊娠体验后,母性人格得到进一步的发展,孕妇不仅体会到做母亲的艰辛,更加理解母亲,增进与母亲的情感,还自然而然地用母性的眼光来看待客观世界。

3. 潜在的恐惧　虽然妊娠中期距离分娩尚有一段时间,但一些有关分娩痛苦的传言、影视片段对孕妇构成潜在的压力和恐惧心理。

(二)社会特点

进入妊娠中期,孕妇的腹部日渐膨隆,给行动及工作带来不便,如工作紧张、工作量大会使孕妇产生心理压力。随着孕妇妊娠反应的消失和情绪的稳定,丈夫及其他家庭成员、单位领导和同事可能会减少对孕妇的关注、照顾程度。

三、中期妊娠保健内容

(一)保健目的

1. 通过产前检查,监测孕妇身体状况及胎儿发育情况。
2. 为孕妇提供必要的心理支持、生活与卫生保健指导。
3. 避免接触有害因素,保证孕妇健康和胎儿正常发育。
4. 预防和及时发现中期妊娠并发症并给予处理。

(二)保健措施

1. 检查与监测

(1) 定期产前检查:产前检查应从确定早孕时开始,若无异常,应于妊娠 16 周起进行定期检查,妊娠 20~28 周期间每 4 周检查一次。检查内容包括体重、血压、腹围、宫高、胎方位、胎心音等。妊娠 24~28 周应行糖筛查试验,以及时发现妊娠期糖尿病。中期妊娠还应根据孕妇身体状况做尿常规等其他必要的检查。应向孕妇强调若有异常情况应随时到医院就诊。高危妊娠酌情增加产前检查次数。

(2) 筛查高危因素:中期妊娠产前检查应注意筛查有无对妊娠结局、母婴健康不利的因素,尤其是妊娠合并症及并发症,如双胎妊娠、妊娠期高血压疾病、羊水过多等,并加以管理。

(3) 监测胎儿发育

1) 绘制妊娠图:妊娠图是最常用且简便有效的妊娠期监测方法,由每次产前检查测得的宫底高度、腹围、体重等绘制而成(图 6-1)。测量值在相应孕周的第 10 至第 90 百分位数之间,提示胎儿发育正常;若小于第 10 百分位数,提示胎儿生长受限;大于第 90 百分位数可能为胎儿发育过快或羊水过多、双胎等情况。孕妇体重的增长间接反映胎儿的生长发育,中期妊娠孕妇体重每周增长 0.3~0.5kg 为正常,整个妊娠期平均增长 12.5kg。体重增加过多或过少,均需做进一步检查。

2) 超声检查:B 超检查可以通过测量胎儿双顶径、股骨长度、腹围等生长参数,来推算胎儿的胎龄和体重;还可以检查胎儿外观有无畸形、胎儿数目、胎心搏动等。

3) 其他检查:可根据需要选择胎动计数、胎儿电子监护仪、生物化学等方法监测胎儿生长发育状况。

(4) 产前诊断(prenatal diagnosis):妊娠中期是行羊水穿刺产前诊断的最佳时机。对有遗传性疾病家族史或遗传性疾病分娩史者,应行绒毛培养或抽取羊水进行染色体核型分析,以降低病残儿出生率。取羊水细胞经过培养后进行染色体核型分析,可以诊断胎儿是否患染色体病,检测羊水或母血中的甲胎蛋白值对诊断胎儿神经管畸形有特殊价值。如确定胎儿患严重遗传性疾病或有严重缺陷,应告知夫妻双方,并提出终止妊娠的医学意见,以降低病残儿出生率。

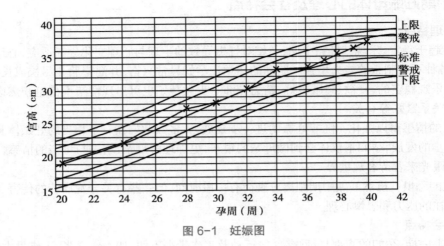

图 6-1 妊娠图

2. 生活与卫生保健指导

(1) 饮食与营养:妊娠中期胎儿生长发育快,平均每天体重增加约 10g。孕妇妊娠反应逐渐消失,食欲大增,基础代谢率比非妊娠期增加 10%~20%。因此科学、合理地加强营养供应非常重要。营养的补充不仅要品种多样、荤素兼顾、粗细搭配,还应饮食适量。摄入不足会影响孕妇健康和胎儿生长发育,摄入过量易使孕妇肥胖、胎儿生长过快长成巨大儿,导致分娩困难,并且增加糖尿病和高血脂的发病率。

1) 热量:妊娠中期开始,孕妇每天热能摄入量至少应增加 0.84MJ(200kcal),65% 来源于糖类,每天摄入主食 0.4~0.5kg 可以满足需要。

2) 蛋白质:每天蛋白质摄入量应增加 15g,相当于 2 个鸡蛋的蛋白质含量,肉、鱼虾、蛋、乳制品等动物性食物可提供优质蛋白质。蛋白质不足不仅影响胎儿的大脑和其他脏器生长发育,还可使孕妇营养不良、免疫力下降、贫血,并影响产后身体恢复和乳汁分泌。

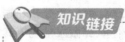

各种营养元素对胎儿大脑发育的影响

孕期保证各种营养元素的供应对胎儿大脑的发育非常重要。蛋白质是脑细胞数量增加、体积增大的物质基础,脑细胞核和细胞质的组成需要蛋白质和脂肪,尤其是必需不饱和脂肪酸是合成髓鞘的要素。碳水化合物为大脑代谢提供能量。钙、磷是颅骨的主要成分。锌是多种酶的催化剂,缺锌可使脑细胞数减少,脑功能低下。维生素 A、B_1 可促进脑组织的氧化过程,有助于脑的生长发育。叶酸、维生素 B_{12}、钙等物质均与脑的发育及生理功能调节有关。

3) 各种维生素:中期妊娠应补充足够的维生素。孕妇应多吃新鲜水果和蔬菜或口服维生素 C 200mg,每日 3 次,以补充维生素 C。服用鱼肝油或食用动物肝脏、蛋黄、鱼等增加维生素 D 的摄入。维生素 A 和叶酸的补充与妊娠早期相同。

4) 各种微量元素:孕妇还应注意钙、铁、碘等微量元素的补充。孕妇应每天摄入钙 1000mg,可多饮用牛奶或奶制品,也可服用枸橼酸钙。缺乏钙和维生素 D 会影响胎儿骨骼、牙齿发育,导致孕妇抽搐。铁的摄入每天应增加 10mg,孕妇可从妊娠 4~5 个月开始口服硫酸亚铁 0.3g 或富马酸亚铁 0.2g,每日 1 次,也可以多吃含铁的食物如动物血、肝脏、黑木耳等,以预防缺铁性贫血。

(2) 运动与休息

1) 休息:妊娠中期孕妇要注意劳逸结合,保证充足的睡眠时间,睡眠时孕妇宜采取左侧卧位,不宜仰卧,以免增大的子宫压迫下腔静脉和腹主动脉影响子宫、胎盘的血液循环。

2) 运动:妊娠中期进行适当运动,可以促进血液循环,使孕妇精神振奋、心情舒畅,消除孕妇的身体不适和疲劳,还能促进胎儿新陈代谢,有利于胎儿大脑、感觉器官、平衡器官以及呼吸系统的发育。但应注意选择轻松、舒缓、低冲力的运动方式,如散步、游泳、骑自行车等,且运动量应随妊娠月份增加而逐渐减小。有先兆流产、早产史、多胎、羊水过多、前置胎盘、严重内科合并症的孕妇应以休息为主,禁做保健操等运动。

健康状态良好的孕妇妊娠中期应坚持每天做妊娠期保健操(图6-2),每天2次。做操能使孕妇感到全身轻松、精力充沛,能松弛腰背部及骨盆关节,锻炼腰部、腹部和盆底肌肉张力,缓解孕妇因体重增加和重心前移引起的疲劳和腰背酸痛,使身体以柔韧而健壮的状态进入妊娠晚期和分娩期。妊娠期保健操具体动作要领见实践一"妊娠期保健指导"。

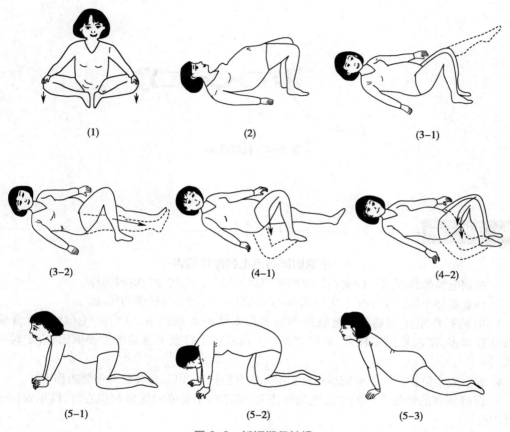

(1)　　　　　　　　(2)　　　　　　　　(3-1)

(3-2)　　　　　　　　(4-1)　　　　　　　　(4-2)

(5-1)　　　　　　　　(5-2)　　　　　　　　(5-3)

图6-2　妊娠期保健操

(1)第一节　盘腿运动;(2)第二节　骨盆运动;(3-1)、(3-2)第三节　腹肌运动;
(4-1)、(4-2)第四节　骨盆扭转运动;(5-1)、(5-2)、(5-3)第五节　振动骨盆运动

(3)卫生指导:妊娠中期孕妇的代谢旺盛,汗腺、皮脂腺分泌增加,阴道分泌物增多,要勤洗澡,勤换内衣、内裤,以保证皮肤的清洁和舒适。

(4)乳房护理:可继续使用合身、舒适的胸罩。妊娠24周后,孕妇用毛巾沾温水轻柔地擦洗乳头,每天1次,可以使乳头皮肤坚韧,产后哺乳时乳头不易皲裂。乳头平坦或有明显内陷者应于妊娠5~6个月开始纠正,方法是一手托起乳房,另一手拇指与示指捏住乳头根部反复轻轻向外牵拉(图6-3)。严重凹陷者可使用注射器、吸奶器或乳头内陷矫正器(图6-4),利用其负压将乳头吸出,使乳头突出,便于产后婴儿吸吮。

(5)避免有害因素的影响:注意预防感染与合理用药(详见本章第一节"早期妊娠保健")。禁止吸烟、饮酒,避免被动吸烟,避免放射线、微波、电离辐射、噪声等其他因素对胎儿的损害。

视频:妊娠期保健操

图片:乳头内陷矫正器

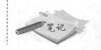

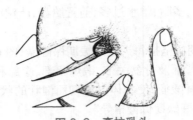

图 6-3　牵拉乳头

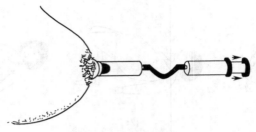

图 6-4　抽吸乳头

孕期如何防范电脑操作危害

1. 控制电脑操作时间　妇女在怀孕期间应尽量避免长时间进行电脑操作。
2. 作业姿势不能固定不变　应每隔半小时休息一下,做一些轻便的活动。
3. 电脑操作室定期通风　电脑操作室多数安装有空调设备,室内空气 CO_2 浓度常偏高,细菌总数增多,室内外温差较大,是电脑操作人员易患上呼吸道感染的主要原因,应定时换气、通风。
4. 安装安全防护屏　在电脑显示屏上附加安全防护屏,以减少辐射对母婴的伤害。
5. 保持乐观的情绪　孕妇中的电脑操作者,要消除不必要的忧虑和担心,保持乐观的情绪,按时产检。

（6）衣着:妊娠中期,由于孕妇体型变化,孕妇的服装应宽松简洁、方便穿脱,冬季保暖,夏季凉爽。内衣要柔软,吸湿性强,不穿化纤衣物。如衣裤过紧,腹部受挤压,会影响局部血液循环和胎儿发育。鞋袜过紧,会影响下肢血液循环,加重水肿。孕妇不要穿高跟鞋,以免加重身体重心前移,引起腰部疲劳和酸痛。孕妇衣着在舒适、简单、方便的前提下,可以增加美感,使心情愉快。

（7）性生活指导:妊娠中期可以同房,但应适当节制。

3. 胎教　妊娠中期,胎儿的大脑迅速发育,味觉、嗅觉、触觉、视觉、听觉等功能逐渐成熟,国内外大量科学研究已证明胎儿在子宫内是有感觉、有意识、能活动的,能对外界的声音、光线、触摸等刺激发生反应。此时,父母有目的、有计划地通过音乐、语言、抚摸等措施与胎儿互动,孕妇稳定的情绪、良好的思维、美好的联想所产生的神经冲动,都可以促进胎儿身心健康和智力发育。胎教应循序渐进,应根据胎儿发育特点逐步进行。从妊娠 4 个月起可以开始胎教,应观察胎动规律,选择在胎儿觉醒时进行。胎教主要方法如下:

（1）音乐胎教:播放优雅动听、明朗轻快的音乐,孕妇应用心领略音乐的语言,有意识地产生联想,如大自然充满生机的美、美好的未来生活及一切美好的事物。孕妇还可以通过唱歌、朗诵使胎儿接受

视频:胎教

笔记

语言声波的信息,促使胎儿感觉器官的发育,有利于胎儿的智力开发和良好性格的形成。音乐胎教时需注意音响强度不要超过 65dB,频率不超过 2000Hz,音源应距离孕妇 1m 左右,以免对胎儿听力造成损害。

(2) 语言胎教:孕妇应增加生活中的语言、文学修养,避免讲脏话、粗话和吵架,以优美的语言充实、丰富和美化自己的生活。父母应经常隔着腹壁与胎儿聊天、讲童话故事、朗诵儿歌,向胎儿讲述大自然的变化和眼前的美好景观,讲述父母对未来生活的憧憬,并充分体现关心和爱抚,对胎儿出生后的心理适应和智力发育有利。

(3) 信息胎教:包括简单词汇、书法、绘画等方式,孕妇在写字或绘画时,要边写边画边讲解。孕妇在与胎儿讲述的同时要联想实物,如苹果、香蕉、小猫、鸭子、蔬菜,同时告诉胎儿这些物品的形态、颜色、味道、小动物的叫声等。

(4) 抚摸胎教:抚摸胎教是孕妇或其丈夫用手轻轻抚摸孕妇腹壁的胎儿部位,使胎儿感受并作出反应,以促进胎儿运动神经发育。抚摸胎教在孕 6 个月以后,孕妇每晚睡觉前卧于床上,全身放松,在胎动较频繁时进行,每次 5~10 分钟,每周 3 次。如配以轻松、愉快的音乐,效果更佳。有早产史或先兆早产的孕妇不宜使用。

4. 心理调适

(1) 保持积极乐观的情绪:孕妇应始终保持积极向上的心态,心胸豁达、情绪乐观而稳定。不宜大喜、大怒、忧伤或惊恐,这些负性心理都会通过神经、激素的作用影响胎儿。

(2) 避免思想过于松懈:妊娠中期孕妇身体状况虽然稳定,但由于身体各个系统的负担进一步加重,心脏、肝脏、肾脏等脏器功能可能出现损害,因此妊娠中期孕妇应定期做产前检查,不可因无明显自觉症状而疏于检查。

(3) 减轻对分娩的恐惧:与孕妇探讨妊娠各个时期和分娩期的生理和心理变化,使其了解相关知识,认识到分娩是妊娠的必然结局,是一个正常的生理过程,消除对分娩的恐惧。孕妇可以和家人一起为即将出生的孩子准备生活必需品,听轻松的音乐以调整心情。

(4) 克服依赖感:妊娠中期孕妇可以适当从事家务劳动和正常上班,适当的活动可以增强孕妇的肌肉力量,对分娩有一定帮助,对于改善孕妇心理状态也大有益处。有些孕妇因体形显露而不愿活动,不做任何事情,凡事都依赖他人,这样容易让孕妇感到郁闷和孤独,也不利于胎儿的健康。

5. 社会支持　孕妇的家庭成员,尤其是丈夫,应继续关心、体贴妻子,主动分担一些家务,鼓励和陪伴妻子多进行一些有益于身心健康的活动,让妻子在舒适、和睦、宽松的环境中度过妊娠期。孕妇可通过增加与母亲接触的机会或多与其他孕妇交流等方式,获得更多有关妊娠的知识。单位同事及领导对中期妊娠孕妇仍然要给予照顾,保证中午休息和定期产前检查的时间,并随妊娠月份的增加适当减轻其劳动强度。母婴保健机构和社区医院应按时做好产前检查和孕期指导。

6. 妊娠中期常见疾病的预防

(1) 流产:详见本章第一节"早期妊娠保健"。

(2) 妊娠期高血压疾病(hypertensive disorders in pregnancy):是妊娠期特有的疾病,病因尚未明确。本病基本病理变化是全身小血管痉挛。主要表现为:高血压、蛋白尿、水肿等。

预防原则:①加强健康教育,定期进行产前检查,给予保健指导,指导孕妇若有头晕头痛、恶心呕吐、下肢水肿、视物不清等情况时,应及时到医院就诊。②指导孕妇合理饮食。孕妇应多食富含优质蛋白、维生素、钙、铁、镁、硒、锌等微量元素的食物、新鲜蔬菜和水果,减少动物脂肪和盐的摄入。③保持良好的生活规律。孕妇应保证足够的睡眠,睡眠时坚持左侧卧位,以增加胎盘血供。孕妇应保持愉快心情,适当减轻工作和学习压力,避免精神紧张。④对有妊娠期高血压疾病高危因素者,补钙可以预防妊娠期高血压疾病的发生和发展。

(3) 妊娠合并贫血:贫血是妊娠期较常见的合并症,以缺铁性贫血最常见,属高危妊娠。

预防原则:①定期产前检查,及早发现贫血,并予以治疗;②妊娠 4 个月起,常规补充铁剂。详见第五章第二节"妊娠前期保健内容"。

第三节　晚期妊娠保健

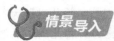

李女士已妊娠 36 周,天天挺着"将军肚",她真希望早点"放包袱"啊! 但每当想到进产房李女士就害怕,担心自己忍受不了疼痛。一些关于胎儿畸形、胎儿宫内窒息的消息也让她经常担惊受怕。

请思考:

1. 应怎样对李女士进行心理调适?

2. 怎样教李女士自行监测胎儿宫内情况?

晚期妊娠是满 28 周以后的妊娠。妊娠晚期孕妇的生理、心理变化都很明显,随着子宫增大,产生的压迫症状逐渐明显,妊娠期高血压疾病、妊娠晚期出血性疾病等发病率明显增加。面对即将来临的分娩,孕妇产生期待、矛盾和恐惧心理。因此,妊娠晚期应加强保健工作。

一、晚期妊娠母体和胎儿的生理特点

(一) 母体的生理特点

1. 生殖系统　妊娠 28 周后,子宫增大,腹部膨隆愈加明显,膈肌上移,呼吸加快,弯腰受限,孕妇身体负担加重,行动不便。激素作用使骨盆韧带松弛,出现腰酸、髋部轻度疼痛。初产妇胎先露一般于孕 38 周入盆,由于子宫底部下降,孕妇感到上腹部较前舒适。妊娠晚期不规律性子宫收缩更加频繁,使子宫颈逐渐软化,为分娩做好准备。

2. 乳房的变化　乳房进一步增大,有的孕妇可有少量乳汁分泌。

3. 血液循环系统　血容量继续增加,在妊娠 32~34 周时达到高峰。血液呈高凝状态。仰卧位时,增大的子宫压迫下腔静脉,导致回心血量和心排血量减少,出现仰卧位低血压综合征。

4. 消化系统　由于增大的子宫压迫胃肠道,孕妇易出现上腹部饱胀感,每餐进食量减少,胎头入盆后可恢复每餐进食量。

5. 泌尿系统　右旋的子宫压迫右侧输尿管,易引起右侧肾盂肾炎。胎头入盆后压迫膀胱,可出现尿频。

6. 皮肤的变化　下腹正中线、乳头、乳晕周围及外阴部皮肤可见色素沉着,面部可见妊娠斑。腹部皮肤紧绷,由于皮肤张力纤维过度拉伸断裂,初产妇下腹壁可见紫红色妊娠纹。经产妇的旧妊娠纹呈银白色。

(二) 胎儿的生理特点

孕晚期是胎儿肌肉、骨骼、脂肪组织发育和功能完善的时期,胎儿体重增长迅速。妊娠 7~9 个月是胎儿大脑发育的第二个高峰期。

妊娠 28 周末:胎儿脑部发育,能控制身体的动作,有呼吸运动,出生后经特殊护理可以存活,但易患特发性呼吸窘迫综合征。

妊娠 32 周末:神经系统发育,对体外强烈的声音有所反应,生活力尚可,出生后注意护理能存活。

妊娠 36 周末:男婴睾丸下降至阴囊中,女性大阴唇开始发育,内脏功能完全具备,指(趾)甲已达指(趾)端,出生后能啼哭能吸吮,生活力良好,此时出生基本可以存活。

妊娠 40 周末:胎儿身长约 50cm,体重约 3400g。皮下脂肪厚,体型圆润,皮肤没有皱纹且呈现光泽的淡红色,足底皮肤有纹理。骨骼结实,头盖骨变硬,双顶径 >9.0cm,指(趾)甲已超过指(趾)端,头发长度 >2cm。出生后哭声响亮,吸吮力强,能很好存活。

二、晚期妊娠母体的心理及社会特点

(一) 心理特点

1. 期待性焦虑　在妊娠的最后 3 个月,由于胎儿生长迅速,孕妇腹部极度膨隆,身体笨重,影响日常生活和睡眠,孕妇心理压力增大,出现期待性焦虑,希望尽早结束妊娠,解除负担,早日恢复孕前的形象和身体状态。

2. 矛盾心理　孕妇既因胎动和胎儿即将出生而兴奋,又因面临分娩而紧张,存在一种兴奋与紧张并存的矛盾心理。

3. 恐惧与焦虑　随着预产期的临近,孕妇的不安全感和恐惧心理逐渐增加,如胎儿是否有畸形、孩子的性别能否让家人满意以及胎儿是否会出现意外情况等,同时孕妇会对分娩的痛苦、能否顺利分娩等问题感到担忧。

(二) 社会特点

随着孕妇临近预产期,孕妇的家人,尤其是丈夫,对孕妇能否顺利分娩的担忧和紧张增加,常因经验不足感到手足无措。同事和朋友会对孕妇给予更多的关心和支持。

三、晚期妊娠保健内容

(一) 保健目的

1. 按时产前检查,做好孕妇自我监护和分娩准备。
2. 为孕妇提供必要的卫生与生活指导及心理支持。
3. 避免接触有害因素,保证母体健康和胎儿正常发育。
4. 预防和发现妊娠期并发症。

(二) 保健措施

妊娠晚期,除了要继续指导孕妇重视孕期营养、坚持胎教和做妊娠期保健体操外,还要指导孕妇对妊娠晚期常见并发症和胎儿情况进行自我监护,对孕妇进行分娩准备教育,随时做好临产的准备。

1. 检查与监测

(1) 定期产前检查:妊娠 28~36 周每 2 周做 1 次产前检查,妊娠 36 周以后每周检查 1 次。高危孕妇应根据病情酌情增加产前检查次数,必要时可住院待产。检查内容同妊娠中期。若胎位不正,应于妊娠 30 周以后进行矫正,矫正胎位应在医生的指导和监护下进行。产前检查应及时发现先兆早产、胎膜早破、前置胎盘、胎盘早剥、羊水过多或过少等异常情况,并及时处理。

(2) 监测胎盘功能和胎儿宫内状况:妊娠晚期由于孕妇疾病等多种原因,可引起胎盘功能减退、胎儿宫内缺氧。通过胎动计数、胎心监护仪、B 型超声检查、生化检查等可以监测胎盘功能和胎儿宫内情况,及时发现胎儿宫内窘迫、胎儿生长受限等妊娠晚期并发症。胎动计数是评估胎儿宫内情况最简便、有效的方法之一,应指导孕妇从妊娠 30 周开始自行监测胎动情况直到临产,每日早、中、晚固定时间各数胎动 1 天,将 3 次胎动数相加乘以 4,即为 12 天胎动数。胎动计数 >30 次 /12 小时为正常,<10 次 /12 小时提示胎儿缺氧,应及时到医院检查。

2. 生活与卫生保健指导

(1) 饮食与营养指导:妊娠晚期是胎儿生长最迅速、营养需要量最多的时期,应注意:①增加蛋白质摄入。每天应增加摄入蛋白质 25g,相当于 2 个鸡蛋加 50g 肉、鱼或者 100ml 牛奶。妊娠晚期如果蛋白质摄入不足,可影响胎儿脑细胞分化,导致脑细胞数量减少。②注意补锌。妊娠最后 3 个月摄入锌不足,可导致胎儿生长受限、早产、先天畸形、死胎等。锌主要来源于动物性食物,以肝、瘦肉、蛋黄和海产品含量较多,尤以牡蛎含量最高。植物性食物豆类、花生、蘑菇中含锌较多,而蔬菜和水果含锌较低。③不宜摄入过多的脂肪和糖类。妊娠晚期孕妇各系统负荷加大,要在妊娠中期的基础上,保证各种营养素的摄入量。但由于妊娠晚期活动量减少,总热量摄入过多可能导致胎儿过大和孕妇肥胖,造成分娩困难,因此,不要摄入过多的脂肪和糖。

膳食选择注意事项:①食物品种多样化,保证营养素的全面摄入;②多吃新鲜蔬菜、水果,保证维生素供给;③不吃或少吃盐腌渍类食物或含防腐剂的加工熟食,如泡菜、咸鱼、腊肉、香肠、各种罐头等;④少吃辛辣调味品,如芥末、辣椒、胡椒等;⑤不喝酒、不喝咖啡或浓茶,以免影响胎儿生长发育;⑥避免进食含糖量高的食品;⑦不宜服用各种补药、补品;⑧可适当添加零食和容易消化的夜宵。

(2) 运动与休息:妊娠晚期是孕妇整个妊娠期最疲劳的阶段,应以休息为主。运动应视孕妇的自身条件而定,除坚持散步外,还可以做妊娠期保健操 1~4 节。避免高冲击性运动、长时间坐车或固定体位。运动以每次 15~20 分钟为宜,每周至少 3 次。

(3) 卫生指导:详见本章第二节"中期妊娠保健"。

(4) 避免有害因素的影响:详见本章第一节"早期妊娠保健"。

(5) 性生活指导:禁止同房,避免早产和感染。

3. 心理调适

(1) 分娩知识培训:对孕妇进行分娩前的培训,讲解分娩过程中可能出现的情况及相应的处理方法,指导孕妇在分娩过程中应如何配合,使孕妇认识到分娩是妇女有能力完成的自然过程,树立完成分娩的信心,有效地减轻心理压力,解除思想负担。

(2) 做好分娩准备:协助孕妇选择晚期妊娠产前检查地点和分娩医院,指导孕妇准备好入院分娩时孕妇和新生儿所需的生活用品,向孕妇讲解遇到各种异常情况时的应对计划等。充分的分娩前准备,可增加孕妇的安全感,减轻紧张和焦虑,消除恐惧。

(3) 不提早入院待产:孕妇提前住院待产确实是比较安全的措施。但是医院不可能像家中那样舒适和安静,不利于孕妇活动、睡眠和休息,也不方便饮食。孕妇入院后还可能受到其他产妇分娩痛苦或者异常情况等负面信息刺激,产生焦虑和紧张心理。因此,不提前入院待产有利于孕妇心理调适。

4. 社会支持　在妊娠的最后阶段,家庭、工作单位和社会应给予孕妇更多的关爱、帮助和支持,以缓解孕妇的紧张、恐惧和不适。家庭应帮助孕妇做好分娩前的各项准备工作,丈夫应照顾好孕妇的起居、饮食,以良好的情绪和积极的态度鼓励和支持孕妇进行适当运动,每天临睡前给妻子做一些放松性的按摩,给孕妇足够的心理安慰和关爱。家庭条件许可的可选择导乐进行分娩前陪伴和指导。母婴保健部门应利用各种途径做好妊娠晚期保健工作,满足孕妇知识需求。

5. 妊娠晚期常见疾病的预防

(1) 前置胎盘(placenta previa):是妊娠晚期出血最常见的原因,是妊娠晚期严重的并发症,与多次刮宫、多次分娩导致子宫内膜损伤或感染有关,胎盘面积过大、胎盘异常等也可导致前置胎盘。

预防原则:①做好计划生育,推广避孕措施,避免多产、多次刮宫或引产,预防感染,减少子宫内膜损伤和子宫内膜炎的发生;②拟受孕妇女应戒烟、戒毒,避免被动吸烟;③加强孕妇管理,定期进行产前检查及孕期保健指导;④做到对前置胎盘的早期诊断、早期处理。

(2) 胎盘早剥(placenta abruption):常见原因为孕妇血管病变(如妊娠期高血压疾病、慢性肾脏疾病)、孕妇腹部受外力撞击、妊娠晚期取仰卧位、宫腔内压力骤然降低、外倒转术使脐带受到严重牵拉等,导致胎盘后血管破裂出血所致。

预防原则:①积极防治妊娠期高血压疾病、慢性高血压、肾脏疾病;②行外倒转术纠正胎位时,动作要轻柔;③羊膜腔穿刺术应在 B 超引导下进行,以免误伤胎盘;④人工破膜应在宫缩间歇期;⑤孕妇应适量活动,避免长时间仰卧;⑥避免腹部受到外伤。

(3) 早产(premature delivery):常因妊娠晚期胎盘功能不全、胎膜早破、前置胎盘及胎盘早剥等并发症或孕妇合并有全身急、慢性疾病引起,也可因外伤、重体力劳动、妊娠晚期性生活引起。

预防原则:①定期进行产前检查,清除可能引起早产的原因;②加强对高危妊娠的管理,积极治疗妊娠合并症;③积极治疗泌尿道、生殖道感染,预防亚临床感染,预防胎膜早破;④孕晚期注意休息,避免劳累,禁止性生活;⑤宫颈内口松弛者,应于妊娠 14~18 周行宫颈内口环扎术。

(4) 仰卧位低血压综合征(supine hypotensive syndrome):孕妇较长时间采用仰卧位时,增大的子宫压迫下腔静脉,使血液回流受阻,可出现头晕、心悸、恶心、呕吐、面色苍白、出冷汗、脉细、血压下降等。让孕妇转向侧卧,可以使上述症状消失。

预防原则:休息时应取侧卧位,以左侧卧位为宜,使下腔静脉回流通畅。

第四节　孕产妇管理

　　孕产妇管理是指从孕前开始,到产后 42 天内,以母子为监护对象,进行系统检查、监护和保健指导,及时发现高危情况,及时转诊和住院分娩,以确保母子安全与健康的一系列管理。我国已普遍实行孕产期系统保健的三级管理,建立健全了孕产妇系统保健网,推广使用孕产妇系统保健手册,着重对高危妊娠进行筛查、监护和管理,降低了孕产妇及围生儿的患病率和死亡率,提高了母儿的生活质量。

一、孕产期系统保健的三级管理

　　目前,我国城乡均采用医疗保健机构的三级分工管理,在所有孕产妇均能得到一般保健服务的基础上,对高危孕妇给予更充分的照顾。城市开展医院三级分工(市、区、街道)和妇幼保健机构三级分工(市、区、基层卫生院)。农村也开展三级分工(县医院和县妇幼保健站、乡卫生院、村妇幼保健人员),实行孕产妇划片分级分工管理,健全相互间挂钩、转诊等制度。在三级分工中,一级机构(基层医院或保健站)对辖区内全体孕产妇负责,定期检查,一旦发现异常,应及时转至上级医院进行处理。

二、使用孕产妇系统保健手册

　　为了加强对孕产妇的系统管理,提高产科防治质量,降低孕产妇死亡率、围生儿死亡率和病残儿出生率,建立了孕产妇系统保健手册的管理制度。保健手册的使用从确诊早孕时开始,直至产褥期结束时终止,将记录孕产妇主要孕产史及异常症状、体征及处理情况,是孕产期全过程的记录摘要。

　　妇女确诊妊娠后,及时建立孕产妇保健手册。孕妇凭保健手册在一、二、三级医疗保健机构定期做产前检查。每次产前检查时均应将结果记录在保健手册中。孕妇临产到医院分娩时,将保健手册交给医务人员,出院时医护人员应将住院分娩及产后母婴情况完整地填写在保健手册上,交给孕妇居住地的基层医疗保健机构。该机构接到手册后分别于产妇出院 3 天内、产后 14 天和产后 28 天到产妇家中进行访视,如发现产妇或新生儿有异常情况,应及时给予处理和治疗。产后访视结束后将保健手册汇总至县、区妇幼保健机构进行统计分析。

　　使用保健手册的优点在于能够使各级医疗机构和妇幼保健机构相互沟通信息,加强协作,做到防治结合。实践证明在孕产期使用保健手册制度是可行的,效果是令人满意的。

三、对高危妊娠的复查、监护及管理

　　凡早孕检查或每一次产前检查时均应注意筛查妊娠高危因素,根据高危妊娠管理程序,按高危评分标准,判断其对母婴健康的危害程度。对高危孕妇要进行专卡登记、专案管理,并在保健手册上做特殊标记,按高危妊娠的程度实行分类、分级管理,定期随访、追访。高危因素复杂或病情严重的孕妇,应及时转送至上一级医疗单位诊治和监护。凡高危孕妇均应住院分娩,并尽可能动员在县或县以上医疗保健机构待产分娩。县及县以上医疗保健机构应提高对高危妊娠的监护手段,根据孕妇情况选择对母儿最有利的分娩方式,制订计划或适时分娩,确保母儿平安。凡属妊娠禁忌证者,应送县及县以上医疗保健机构确诊,并尽早动员终止妊娠。县及县以上医疗保健机构应提高对高危妊娠的监护手段,开设高危孕妇门诊,制订计划或适时分娩,确保母子平安。高危孕妇的产后访视由乡以上医疗保健机构负责实施。通过对高危孕妇的筛查和管理,不断提高高危妊娠检出率、高危妊娠随诊率、高危妊娠住院分娩率,降低孕产妇死亡率、围生儿死亡率、病残儿出生率。

　　　　　　　　　　　　　　　　　　　　　　　　　　　　　　　　(乜红臻)

思考题

　　王某,女,28 岁,怀孕 9 周,前往医院进行产前检查。自诉平时恶心、呕吐比较严重,食欲欠佳,担心营养摄入不足会影响胎儿发育。如何对王女士进行指导?

思路解析　　　扫一扫,测一测

学习目标

1. 掌握爱母分娩行动的实施要点、分娩期的保健措施。
2. 熟悉爱母分娩行动理论基础、导乐陪伴分娩的概念和特点、分娩期的保健目的。
3. 了解分娩期产妇的生理、心理及社会特点，了解胎儿、新生儿的生理特点。
4. 能熟练进行分娩期的保健指导。
5. 具有尊重、关爱产妇，耐心服务的意识和良好的沟通能力。

分娩(delivery)是一个正常的生理过程，是孕妇过渡到母亲、胎儿过渡到新生儿的关键时期。分娩的发生历经三个产程：宫颈扩张期(第一产程)、胎儿娩出期(第二产程)和胎盘娩出期(第三产程)。在三个产程中可能发生异常分娩、分娩期并发症、胎儿窘迫等异常情况，危及母儿。其中，分娩的疼痛刺激能引起产妇的应激反应，初产妇没有分娩经验，对这种刺激反应会更加强烈，形成较大的心理压力，从而影响产程进展。因此，产科医师和助产人员要在产程中给予产妇全面的引导和支持，减轻产妇的紧张和恐惧，筛查和排除影响分娩的危险因素，从而降低产妇、围生儿的患病率和死亡率。

第一节　爱母分娩行动和导乐陪伴分娩

"爱母分娩行动"是世界卫生组织倡导的产时服务新理念，目的是促进、保护和支持自然分娩。"导乐陪伴分娩"是爱母分娩行动的具体实施和体现，它可以使分娩变得轻松和愉快。

一、爱母分娩行动

(一) 概述

1. **"爱母分娩行动"的背景**　分娩是围生期中最关键的一段时期。1996年，针对过多的医疗干预和剖宫产率的上升，世界卫生组织提出了"爱母分娩行动"。内容就是要爱护母亲，在母亲分娩过程中加强陪伴，给予生理上和心理上的支持，以增强产妇的信心和力量，顺利地完成自然分娩过程，避免遭受不必要的医疗干预和手术对母婴带来的伤害。

2. **医疗化住院分娩的不当之处**　①会阴侧切术的常规使用、剖宫产率的上升，甚至为了选择分娩日期和时间而进行计划分娩或剖宫产，母婴造成不同程度的近期和远期伤害；②混淆了产妇与病人的界限，会加重产妇的紧张心理；③固定的分娩体位等使产妇失去人性化的选择权利；④使用非正常的产时干预,如使用缩宫素促进产程、人工破膜、人工破膜及粗暴的扩张宫颈等,将使产妇失去自然分娩的权利。

3. 自然分娩的优点 分娩是人类繁衍过程中的一个正常生理过程,是人类的一种本能行为。产妇和胎儿都具有主动参与并完成整个分娩过程的潜能。自然分娩对产妇和胎儿都是有利的。

(1) 对产妇:①自然分娩的产妇能体验整个分娩过程,而不用受任何药物的影响,不必经历手术和麻醉的风险;②分娩时因宫缩带来的腹部阵痛使产妇大脑中产生内啡肽,可给产妇带来兴奋的感觉;③垂体分泌的缩宫素不仅能促进产程的进展,还能促进产后乳汁的分泌,对增进母子感情具有一定作用;④产后腹部无伤口,器官没有受到损伤,因此能减少产后出血及感染的机会;⑤产后康复快,既能尽快亲自照顾孩子,又能缩短住院时间,减轻经济负担。

(2) 对胎儿:①分娩过程中,胎儿头部受盆底挤压而充血,可提高脑部呼吸中枢的兴奋性,有利于新生儿出生后迅速建立正常呼吸;②胎儿胸廓受到有节奏的压缩和扩张,有利于促进胎儿肺泡扩张以及出生后正常呼吸的建立;③经阴道分娩能将胎儿呼吸道内的羊水和黏液排挤出来,从而降低新生儿吸入性肺炎的发生;④通过应激反应可使肾上腺皮质激素增多,促进免疫因子的产生而增强新生儿的机体抗病能力;⑤胎体受压能刺激神经末梢,促进胎儿神经系统的发育。

组图:水中
自然分娩

(二) 理论基础

1. 分娩过程的正常性 分娩是一个正常、自然、健康的过程。健康的产妇有能力完成分娩过程。自然分娩是大多数产妇最合适的分娩方式,要重视、支持和保护分娩的正常性。

2. 支持的重要性 产妇对分娩的信心和能力受环境和周围人的影响。母婴虽是两个独立的个体,却又密切相连,母婴间的联系是非常重要的,必须受到尊重。

3. 维护产妇的自主权 产妇应有权经历愉快而健康的分娩过程,选择她认为安全、满意的分娩场所,得到关于妊娠和分娩的科学知识、产时各种干预措施及用药利弊的最新信息,并有选择采用或拒用的权利。

4. 无损伤性 分娩过程不宜常规采用干预措施,许多干预措施会对母婴产生影响,必须有指征时才使用。

5. 医务人员的职责 医护人员应根据产妇的个体需求提供相应的服务。

(三) 爱母分娩行动的实施要点

1. 为所有产妇提供分娩的陪伴者。

2. 普及产时服务知识 为公众提供分娩知识,普及有关产时服务的操作和程序(包括干预措施及其后果)等知识。

3. 尊重各地风俗文化 注意不同价值观和宗教信仰的差异,尊重不同民族产妇的民族习俗,在不影响治疗、护理的前提下提供合理的服务。

4. 同意产妇自由选择体位 为临产产妇提供适宜的活动场所,第一产程时鼓励产妇多走动,在别人帮助下,采取直立位、半蹲位或跪位以缓解分娩疼痛。不提倡采用平卧位或膀胱截石位分娩。

5. 提供良好的围生期保健服务 通过制定明确的围生期保健规定和程序,加强各级妇幼保健机构以及社区服务,为围生期妇女提供良好的围生期保健服务。

6. 不宜常规使用缺乏科学依据的操作 如剃毛、灌肠、静脉点滴、禁食、早期人工破膜、电子监护等。

7. 教育医护人员用非药物性镇痛,不鼓励使用镇痛剂和麻醉药。

8. 鼓励所有母亲和家庭,在条件允许情况下都要接触、搂抱、母乳喂养和照顾自己的孩子,包括患病、早产及有先天性畸形的婴儿。

9. 不主张非宗教性的男婴包皮环切。

10. 力争达到世界卫生组织/联合国儿童基金会倡导的促进母乳喂养成功的十点措施。

知识链接

世界卫生组织、联合国儿童基金会促使母乳喂养成功的十点措施

1. 有书面的母乳喂养规定,并常规地传达到所有保健人员。
2. 对所有保健人员进行必要的培训,使其能实施这一政府策略。
3. 要把有关母乳喂养的好处及有关方法告诉所有孕妇。
4. 帮助母亲在产后 30 分钟内开奶。
5. 指导母亲如何喂奶,以及在需与其婴儿分开情况下如何保持泌乳。
6. 除母乳外,禁止给予婴儿吃任何食物或饮料,除非有医学指征。
7. 实行母婴同室,让母亲与其婴儿一天 24 小时在一起。
8. 鼓励按需哺乳。
9. 不要给母乳喂养的婴儿吸橡皮乳头,或使用奶头作安慰物。
10. 促进母乳喂养支持组织的建立,并将出院的母亲转给这些组织。

二、导乐陪伴分娩

(一) 概述

20 世纪 50 年代美国医生狄立斯通过研究证实了分娩是一个自然生理过程,掌握好临产的正确诊断、一对一护理、采用按摩和一些非药物镇痛措施能预防产程延长,提高产时服务质量,促进母婴健康。在此基础上,美国克劳斯医师提出导乐分娩。导乐分娩是指由导乐(由有爱心、有生育经验的妇女担任导乐)在产前、产时及产后给产妇持续的生理上的支持、帮助及精神上的安慰和鼓励,使产妇感到舒适,安全,陪伴产妇顺利度过分娩期。

1. 导乐的条件　凡是有生育经验,富有同情心、爱心、责任感,乐于助人,具有较好的人际交流能力,能给人以信任感的妇女都可以担任导乐。助产士和护士也可以担任导乐。

2. 导乐工作守则

(1) 导乐的主要任务:帮助产妇在产程中最大可能地发挥其自身潜力来完成分娩过程。

(2) 持续地给产妇以鼓励和支持:在产妇宫缩疼痛强烈时,指导和帮助产妇调整好心理状态,采取非药物镇痛方法帮助产妇缓解疼痛。让产妇认识到疼痛是正常的,消除其恐惧心理,将注意力集中到该如何缓解当前的宫缩疼痛上。

(3) 随时准备好用目光、语言及按摩等来帮助产妇:要使产妇保持平静、乐观和放松,使产妇感到舒适、安全和受到鼓舞。

(4) 注意观察并尽量满足产妇的各种需要。

(5) 熟悉产房的环境、人员和设备,遵守医院的规章制度。

(二) 导乐陪伴分娩的特点

1. 以产妇为主体　导乐分娩由导乐和丈夫共同承担对产妇的产时支持和帮助,满足产妇的各种生理和心理上的需求。导乐要以亲切的目光、语言、表情去安慰和鼓励产妇,以科学的方法指导产妇减轻痛苦;同时要客观、细致地观察产妇,根据产妇的需求,指导其活动、饮食和休息。

2. 一对一服务　导乐既不同于医护人员,也不同于丈夫。医护人员的服务仅对医疗结果负责,丈夫给予的是精神上的支持和爱护,而导乐既是产妇的朋友,让产妇感到轻松自在,又是产妇和丈夫的指导者,通过科学的方法和建议,用抚摸、按摩、热敷、体位等多种方法减缓产妇的痛苦。还起到了医护人员和产妇之间的桥梁作用。

3. 导乐陪伴分娩和传统分娩的比较　两者相比,导乐分娩让产妇更舒适、安全。真正体现了"爱母分娩行动"的实质,使分娩回归自然。

(三) 导乐陪伴分娩的具体实施

1. 产前访视　了解夫妇的要求和计划,相互熟悉,回答孕妇对分娩的担心和问题,向孕妇形象化地示范放松动作,向孕妇介绍产程中的各种体位,陪伴夫妇一起熟悉医院环境。

2. 产时指导　从产妇住进医院待产开始,导乐就会陪伴在其身边,向产妇介绍分娩的主要生理特点,消除产妇恐惧心理,鼓励产妇进食,解释产妇及家属提出的问题。同时,细心观察产妇出现的各种情况,以便及时通知医师进行处理。

(1) 第一产程:①向医师介绍产妇的基本情况,协助医师做好各项准备工作。②教会产妇如何在宫缩期间分散注意力,如何运用深呼吸法、按摩法、压迫法、第二产程呼吸法。③让产妇尽可能放松,自由走动,经常改变体位,包括站、蹲、跪、坐等,尽量避免取仰卧位。④宫缩间歇时应鼓励产妇进食易消化的食物,多饮水,定时排尿。⑤如胎膜未破,可用温水盆浴以减轻痛感;如胎膜已破,可用温水淋浴,并可用大的热毛巾湿敷腹部和大腿内侧。⑥第一产程晚期,产妇宫缩加强,间歇期缩短,导乐为产妇进行穴位按摩并轻轻敲击产妇肩、手、脚,帮助产妇更换和改变体位,使产妇处于最舒适状态,帮助产妇保持体力。⑦利用胎心监护的节律声音,使产妇听到胎儿有力的胎心音,加深做母亲的幸福感和责任感。⑧随时告知产程的进展及胎儿的情况,帮助产妇树立信心。

(2) 第二产程:①提倡自由体位,指导产妇屏气用力,指导产妇与医护人员配合;②向产妇多解释产程进展,不断给予肯定和鼓励,使她们增强信心;③宫缩时帮助产妇进行非药物镇痛,减轻痛苦;在宫缩间歇期指导产妇全身放松。给予产妇体力上的支持照顾;④随时满足产妇的生理需求,如饮水、擦汗等。

(3) 第三产程:向产妇及其家人表示祝贺,共同分享产妇的喜悦。对新生儿表现出失望的父母应给予正面的安慰和引导。让新生儿与产妇能够早接触、早吸吮。

3. 产后指导　分娩结束后,陪同产妇一起回病房,并与其家人一起回忆分娩经过,共享分娩感受。此外,还应协助护理新生儿,叮嘱产妇排尿,防止产后出血。

图片:第一产程促进舒适方法

第二节　第一产程保健

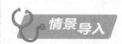
情景导入

刘女士,28岁,因"妊娠39^{+3}周,阵发性下腹疼痛2小时",于上午10时来到医院待产。由于听人描述过分娩疼痛难忍,她一直对分娩过程有恐惧心理。入院后每当出现宫缩时刘女士就不断呻吟,不断诉说,宫缩间歇期也不休息,进食少。

请思考:

1. 如何对刘女士进行心理指导?

2. 可以采取哪些措施帮助刘女士度过分娩期?

第一产程(first stage of labor)又称宫颈扩张期,是指从出现规律宫缩开始至宫颈口开全。初产妇需11~12小时,经产妇需6~8小时。在分娩的三个产程中,第一产程历经时间最长。正确实施第一产程的保健指导是保证分娩顺利进行的重要措施。

一、第一产程母体和胎儿的生理特点

(一) 母体的生理特点

产妇出现规律性宫缩,开始时5~6分钟一次,持续大约30秒,即表明已经临产,进入第一产程。第一产程宫缩的特点是持续时间较短、宫缩弱、间歇期长。随着产程进展,宫缩的持续时间逐渐延长,且强度不断增加,间歇期缩短。产妇的疼痛感也随之增强。因第一产程时间长且伴有疼痛刺激,产妇不能很好休息,体力消耗较大。若不及时补充营养和水分,会导致产妇出现脱水、酸碱平衡失调,甚至发生全身衰竭。

(二) 胎儿的生理特点

胎儿在子宫收缩的作用下,在产道内沿着骨盆轴逐渐下降,并完成衔接、下降、俯屈、内旋转等动

笔记

作,在下降的过程中,胎心率、胎头会出现一些适应性变化。

1. 胎心率的变化 正常的胎心率为 110~160 次 / 分。进入产程后,在子宫收缩时由于血管受压,进入子宫、胎盘的血流量一过性减少,胎儿暂时处于缺氧状态,多表现为胎心率加快;在宫缩的间歇期,子宫、胎盘缺血状态明显缓解,胎心率恢复正常。

2. 胎头颅骨重叠及产瘤 在胎儿娩出的过程中,胎头受到产道的挤压,颅骨发生轻度重叠,胎头体积变小,有利于胎头的下降和内旋转,便于胎儿娩出。同时,由于胎头受挤压,胎头局部软组织出现水肿,形成产瘤,此为生理现象。

二、第一产程母体的心理及社会特点

(一) 心理特点

第一产程产妇由于宫缩疼痛、预感孩子即将到来以及入院待产等生理、环境、心境变化而发生较大的心理波动,精神紧张、恐惧、抑郁、焦虑等是常见的心理反应,这些心理反应会影响产程顺利进展,导致产程延长或产力异常等情况。

1. 恐惧 绝大部分初产妇因为没有分娩经验,产前受到分娩如何痛苦和危险等信息的片面影响,特别害怕分娩疼痛,对自己能否顺利分娩缺乏信心。当宫缩开始后表现出明显的紧张与不安,时刻担心自己和胎儿的安危。

2. 焦虑 产程开始后,宫缩所致的疼痛和对即将发生分娩的不可把握性,是产妇产生焦虑的最直接原因。当宫缩逐渐增强、腹痛逐渐加重时,产妇期待减轻疼痛并尽快结束分娩。由于第一产程时间相对较长,产妇常有欲盼无期的感觉,出现情绪不稳定,表现为焦虑、易怒、哭泣、烦躁不安,甚至有的产妇没有信心坚持下去,在第一产程初期就要求剖宫产以尽快结束分娩。

3. 孤独感与依赖 入院后产妇与家属分离,置身于陌生的环境会让产妇出现孤独无助感。由于缺乏分娩的相关知识,再加上对疼痛的忍受性差,绝大多数产妇都表现出强烈的依赖性,尤其是一直生活在优越环境中的初产妇,心理抗挫折能力、躯体承受能力、耐力等方面都相对较弱,对父母、丈夫的依赖心理很强。随着宫缩疼痛的加剧,这种依赖心理逐渐加重,有强烈要求亲人在身边陪伴的愿望。依赖表现的强弱还与个人的性格、受教育程度、职业、家庭背景等有一定的关系。

(二) 社会特点

分娩的经历对于女性及其家庭会产生久远的影响。痛苦的分娩经历可能会造成部分产妇产后乃至远期的心理疾病。产妇在分娩时希望得到来自丈夫、亲人、朋友的陪伴和支持,同时家属也会随着产程进展表现出焦虑不安,希望能陪伴在产妇身边,给予支持和照顾,减轻对产妇的担忧程度。

三、第一产程保健内容

(一) 保健目的

1. 监测第一产程的进程情况。

2. 为产妇提供指导和心理支持,促进自然分娩。

3. 预防和及时发现第一产程并发症。

(二) 保健措施

1. 检查与监测

(1) 观察宫缩:第一产程初期每隔 1~2 小时检查宫缩 1 次,随宫缩增强,检查次数逐渐增多。检查者将手掌置于产妇腹壁上,仔细辨别宫缩持续时间、间歇时间、收缩强度,并予以记录,通过连续观察分析宫缩进展规律。或用胎儿监护仪监测。

(2) 监测产程进展

1) 宫口扩张(dilatation of cervix)和胎先露下降:通过肛门检查或阴道检查,可以了解宫颈管消失、宫颈口扩张及胎先露下降程度。一般潜伏期每 4 小时检查一次,活跃期每 2 小时检查一次,将检查结果详细地记录在产程图上。经产妇或宫缩频繁者间隔时间应酌情缩短,产妇肛门放松伴有排便感时应及时检查宫口是否开全(图 7-1)。①宫口扩张:潜伏期宫口扩张速度较慢,需 8 小时左右,超过 16 小时为潜伏期延长;活跃期宫口扩张速度明显加快,约需 4 小时,超过 8 小时为活跃期延长。当观察发现宫口不能如期扩张,应分析是否存在宫缩乏力、胎位异常、头盆不称等原因。目前国际上倾向于将宫口扩张 4cm 作为活跃期的起点,且不主张在 6cm 前过多干预产程。②胎先露下降情况:胎头下降情况是观察产程进展的可靠指标之一。坐骨棘平面是判断胎头高低的标志。潜伏期胎头下降不明显,进入活跃期后胎头下降加快,平均每小时下降 0.86cm(图 7-2)。

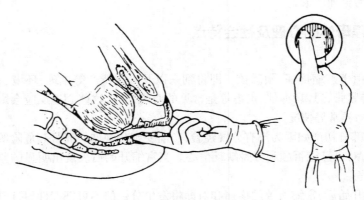

图 7-1 肛查宫口扩张程度

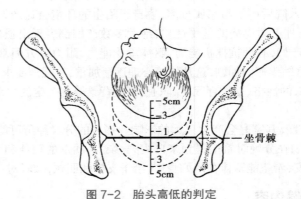

图 7-2 胎头高低的判定

2)绘制产程图(partogram):在分娩的过程中,将宫口扩张和胎先露下降情况连续描绘所形成的图形称为产程图(图 7-3)。通过产程图医护人员可以直观地了解产程进展情况,及时发现产程异常。

(3)监测生命体征:每 4~6 小时测体温、脉搏、呼吸、血压 1 次。测量血压应在宫缩间歇期进行。若发现产妇血压超过 150/100mmHg,应上报医师及时处理,防止病情加重或发生子痫。

(4)胎心监测:用胎心听诊器或多普勒胎心听诊仪于宫缩间歇期听诊胎心音,潜伏期每隔 1~2 小时听诊 1 次,活跃期每隔 15~30 分钟听诊 1 次,每次听诊 1 分钟。听诊时注意胎心音速度、强弱、规律性。正常情况下胎心率 110~160 次 / 分。若宫缩结束后胎心率不能迅速恢复,节律不齐,或胎心率低于 110 次 / 分或超过 160 次 / 分,均提示胎儿缺氧,应立即让产妇左侧卧位和吸氧,并通知医师给予及时处理。

视频:胎心
监护

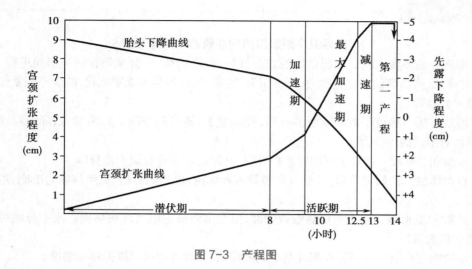

图 7-3 产程图

0704

图片：前羊
水囊与破膜

（5）胎膜破裂（rupture of membranes）情况：胎膜多在宫口近开全时自然破裂，前羊水流出，此时应立即听取胎心，注意观察并记录羊水的性状、颜色、量和破膜时间。若羊水呈黄绿色，混有胎粪，提示胎儿窘迫；破膜后胎心率突然明显减慢提示脐带脱垂；若羊水清亮而胎头浮动未入盆者，嘱产妇卧床休息并抬高臀部，防止脐带脱垂；破膜后应注意外阴清洁，垫上消毒垫，若破膜12小时尚未分娩，应遵医嘱应用抗生素预防感染。

2. 产程指导

（1）饮食指导：产程中产妇应及时补充水分和食物，否则可出现电解质紊乱、宫缩乏力，而导致产程异常。指导产妇在宫缩间歇期进清淡、高热量、富含营养、易消化的食物，以流质、半流质食物为佳。

（2）活动与休息：第一产程产妇进行适当的活动能促进胎先露下降及宫口扩张。若胎头已入盆，胎膜未破，宫缩不强者，日间可多鼓励产妇在室内活动，加快产程进展，夜间应指导产妇在宫缩间歇期适时休息，以保持体力。

（3）卫生指导：指导并协助产妇擦汗、更衣、沐浴，指导产妇排便后清洗外阴部，保持外阴清洁。

（4）排尿与排便：临产后，鼓励产妇每2~4小时排尿1次，以免膀胱充盈影响宫缩和胎先露下降，使产程延长。初产妇在宫口开大4cm、经产妇宫口开大2cm以内可行温肥皂水灌肠，在清除粪便的同时可促进子宫收缩，增强产力，达到防污染和促进产程的目的。

（5）分娩镇痛：分娩镇痛一般可分为非药物性镇痛和药物性镇痛两大类，临床上多采用非药物性镇痛来减轻产妇分娩时的疼痛。理想的分娩镇痛标准：①对母婴副作用小。②易于采取，起效快，作用可靠。③避免运动阻滞，不影响宫缩和产妇运动。④产妇可清醒地参与分娩过程。⑤能满足整个产程镇痛要求，满足必要时剖宫产手术的需要。

1）非药物性镇痛：方法较多，可根据产妇具体情况选择使用。①调节呼吸法：当疼痛开始时可用全胸式呼吸，腹部尽可能放松，用鼻深吸气后，用口慢慢呼出。②腹部按摩法：腹痛时，将两手置于腹壁两侧，以脐为中心，吸气时由两侧到中央，呼气时由中央到两侧按摩。③压迫止痛法：疼痛开始时，深吸气后用拳头压迫腰骶部或耻骨联合处镇痛。④体位选择：初产妇宫口开大4cm、经产妇宫口开大2cm以前且胎膜未破者，可选择立位、蹲位、跪位等自由体位，以自我感觉舒适、减轻疼痛为原则，一般不主张平卧位，防止产妇长时间仰卧，引起仰卧位低血压综合征。⑤水浴或热敷：可选择温水浴或湿毛巾热敷腰背部减轻疼痛。

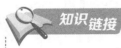

世界卫生组织提倡的非药物性镇痛方法

1. 家庭分娩环境　为产妇提供家庭式分娩场所,产妇待产、分娩均在同一房间进行,分娩所用的所有器械、药品都储藏在壁橱内,床上用品、窗帘、家具等尽可能家庭化,减少产妇紧张心理和维持良好的情绪。

2. 播放音乐　播放平时喜欢听的音乐,哼唱歌曲,转移和分散产妇注意力,降低对宫缩的感受性,增加对不适的耐受力。

3. 按摩和深呼吸　在每次宫缩时调整呼吸,宫缩间歇期有意识放松身体。

4. 自由体位　产妇可采取立、坐、蹲、跪等各种体位,以产妇舒适、缓解疼痛为准则,避免采取平卧位。

5. 热敷和温水浴　用湿毛巾热敷腰背部,温水淋浴或盆浴可缓解疼痛。水中分娩可缓解疼痛,加速产程进展。

6. 生物物理疗法　周围神经粗纤维电刺激疗法、耳针等都可以降低疼痛强度。

2) 药物性镇痛:多数镇痛药会对胎儿呼吸中枢和循环中枢产生抑制作用,所以在镇痛药物的选择上,必须选用对产妇和胎儿副作用小、不影响宫缩强度和频率、药物起效快而安全可靠、产妇清醒能配合分娩过程的药物。常用的药物有:①局部麻醉药,如利多卡因、布比卡因和强效镇痛药哌替啶;②氧化亚氮吸入镇痛。目前临床上常将小剂量麻醉性镇痛药和低浓度局麻药联合用于腰麻或硬膜外镇痛,这两类药物复合使用镇痛好,互补可减少麻醉性镇痛药剂量和降低局麻药浓度,并进一步降低母体低血压、瘙痒和胎儿呼吸抑制的可能,是目前首选的分娩镇痛药物组合。施行药物性分娩镇痛需要麻醉医师、产科医师和助产士的密切配合完成。

药物性分娩镇痛的注意事项:告知产妇药物镇痛的用药方法及优缺点,密切观察用药的镇痛效果和不良反应,一旦出现呼吸抑制应及时调整药物进入剂量,发现硬膜外麻醉并发症如硬膜外血肿、硬膜外感染、神经根损伤、下肢感觉异常等,应立即通知医师进行处理。

3. 心理调适

(1) 沟通交流:助产人员在护理产妇的过程中应态度和蔼、语言亲切,注意倾听产妇叙述各种不适和内心感觉,及时解决她们提出的问题和需要,了解引起产妇焦虑的真正原因并加以调适。若条件允许可让家属和朋友陪伴、帮助按摩等,最大限度地减轻产妇各种不适感。

(2) 知识宣教:给产妇介绍产房的环境和医护人员,消除对环境、人员的陌生感。用通俗易懂的语言向她们讲解妊娠、分娩、育儿等相关知识,讲解腹痛与胎儿娩出的关系,指导产妇每当宫缩腹痛时想象宫口在扩张、胎儿在下降、产程在不断进展,以转移注意力。随时向产妇通报产程的进展情况,增强产妇的自信心,减轻紧张及恐惧心理。

(3) 避免刺激:待产室内要保持安静、清洁和温馨。医护人员要态度和蔼、多用鼓励性语言,帮助产妇树立信心,消除紧张,顺利完成分娩。如出现异常情况,要保持冷静,避免口头或肢体语言对产妇造成不良刺激。

(4) 保证心理能动性:心理能动性是靠精力和体力支撑的,具备足够的心理能动性,是产妇主动而非被动面对分娩过程中各种问题的保障。鼓励产妇利用宫缩的间歇时间,少量多次进食易消化且营养丰富的食物,补充足够的水分,恢复精力和体力,以保证较高的心理能动性。

4. 社会支持　妊娠期妇女常受到父母和丈夫的关爱,长期处于依赖的状态。为缓解产妇进入产房后因与家人分离而产生的紧张与孤独感,可实施陪伴分娩。陪伴分娩对产妇是一种有效的社会支持,能减轻产妇的孤独及紧张,防止焦虑和恐惧,促使分娩顺利进行。目前常用的陪伴分娩方式是助产士陪伴分娩、导乐陪伴分娩、丈夫陪伴及助产士与丈夫共同陪伴分娩。

5. 第一产程常见疾病的预防

(1) 产程延长:临床上可表现为潜伏期延长、活跃期延长和活跃期停滞。常因精神紧张、过度疲劳、未充分补充能量引起的子宫收缩乏力导致,也见于胎位异常。

预防原则:①加强产程指导,注意指导产妇休息、合理进食、定时排尿和排便、避免精神紧张等;②加强产程监护,应及时处理潜伏期延长、活跃期延长或停滞,无效时施行剖宫产。

(2) 胎儿窘迫(fetal distress):常见于产程延长、产力异常使胎儿出现缺氧或酸中毒。

预防原则:①勤听胎心音或通过观察胎动情况,一旦发现胎儿窘迫应积极寻找原因并及时处理;②认真观察产程进展情况;③避免产妇有恐惧心理,紧张的心理状态也会导致胎盘供血不足,引发胎儿窘迫。

(3) 宫颈水肿:在分娩过程中,随着宫颈的扩张和先露下降,使宫颈前唇夹在胎头与耻骨联合两个骨性组织之间,再加上产妇过早屏气,使未完全扩张的宫颈过度受压,血液回流受阻,以致发生水肿与充血。

预防原则:①产前参加适当的活动和锻炼,消除对分娩的恐惧心理,避免精神因素导致的滞产;②指导产妇在宫口未开全时不要过早运用腹压;③有手术指征的尽早手术。

第三节 第二产程保健

第二产程(second stage of labor)是指从宫口开全至胎儿娩出,又称胎儿娩出期,初产妇需 1~2 小时,经产妇需数分钟到 1 小时。此期是落实产时保健"五防一加强"的关键时期,即防滞产、防感染、防产伤、防窒息、防出血,加强产程监护。

一、第二产程母体和胎儿的生理特点

(一) 母体的生理特点

1. 宫缩更强 进入第二产程后,胎膜多已自然破裂,宫缩较第一产程增强。宫缩的频率和强度达到高峰,宫缩持续 1 分钟或以上,间歇期仅 1~2 分钟。

2. 产妇疲劳 产妇因子宫强烈收缩,腹痛加重,不能很好进食和休息,容易出现疲劳。

3. 腹肌、膈肌、肛提肌参与分娩 当胎头下降达到骨盆底时,压迫直肠前壁和肛提肌,产妇出现排便感,不自主屏气增加腹压,腹肌、膈肌、肛提肌均开始参与分娩过程。

4. 会阴极度膨隆 随着产程进展,会阴膨隆,极度伸展,厚度由原来的 4~5cm 延展至 2~3mm。

5. 肛门括约肌松弛。

(二) 胎儿的生理特点

1. 胎头继续下降、胎儿娩出 当胎头降至骨盆出口压迫盆底组织时,在良好产力的推动下,继续下降,于宫缩时胎头露出于阴道口,间歇时又缩回,即胎头拨露(head visible on vulval gapping)(图 7-4)。随着胎头进一步下降,宫缩间歇时胎头也不再回缩,即胎头着冠(crowning of head)(图 7-5)。产程继续进展,胎头枕骨于耻骨弓下露出,出现仰伸动作,胎头娩出后,接着出现复位及外旋转,随后前肩和后肩相继娩出,胎体娩出,羊水随之涌出。

2. 胎体的变化 胎体在宫缩作用下,呈间歇性下降,胎体的各部位在通过产道的过程中不断被挤压,从而发生一系列适应性转动,以适应骨盆各平面的不同径线。

3. 胎心率的变化 进入第二产程后,宫缩频率加快,收缩强度增加,持续时间延长,宫缩时子宫 – 胎盘处于缺血状态,胎儿缺氧明显以致心率加快,宫缩间歇期胎心率很快恢复正常,如宫缩过强、间歇期过短,易发生胎儿宫内窘迫。

视频:枕先露的分娩机制

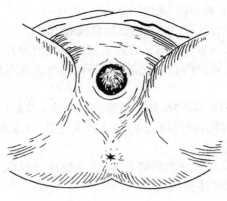

图 7-4 胎头拔露

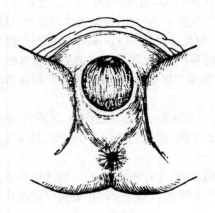

图 7-5 胎头着冠

二、第二产程母体的心理及社会特点

(一) 心理特点

1. 紧张、恐惧与焦虑　进入第二产程后腹痛加剧,宫缩达到最强,因胎头下降压迫直肠和盆底组织致使产妇有胎儿随时娩出的感觉,产妇出现极度紧张、恐惧和焦虑,害怕出现自己可能无法应对的异常情况。产妇的该种心理状态会影响产程进展,导致产力减弱,产程延长。

2. 孤独感和依赖性　第二产程产妇进入产房后与家人分离。陌生的分娩环境及与家人分离使产妇紧张、恐惧、孤独感进一步加重,因而产生更强烈的依赖性,害怕无人陪伴,常用手牵拉陪伴者或医护人员的手不肯松开,害怕独自承受,担心出现异常情况而无人帮助。

3. 缺乏自信　产妇自信心的丧失与恐惧密切相关。部分产妇因害怕疼痛或出现意外,对自然分娩缺乏信心,不管是否有剖宫产的指征都会积极要求剖宫产。

(二) 社会特点

随着产程的进展、疼痛的加剧,产妇会更加紧张、焦虑和烦躁,自控能力较差,不配合医护人员的指导,有时甚至提出一些无理要求,同时,产妇家属会因产妇即将进入分娩关键时刻与产妇分离而倍加紧张、焦急和担忧,这样会减弱家属和医护人员对产妇的社会支持力量。

三、第二产程保健内容

(一) 保健目的

1. 监测第二产程进展,维护产程顺利进行。

2. 为产妇提供指导和心理支持。

3. 预防、发现和及时处理第二产程的异常情况。

(二) 保健措施

1. 检查与监测

(1) 宫缩:第二产程宫缩进一步加强,应注意检查宫缩持续时间、间歇时间及宫缩强度,及时发现产力异常,防止滞产或急产发生。

(2) 胎心:应勤听胎心,每 5~10 分钟听诊 1 次,每次听 1 分钟,注意胎心频率、节律及强度,有条件最好用胎儿监护仪动态监测胎心。若出现胎心异常应立即报告医师,给产妇吸氧、左侧卧位,寻找原因及时处理,必要时尽快结束分娩。

(3) 胎先露下降情况:进入第二产程应认真观察胎先露下降的程度,并将检查结果描记在产程图上,一旦出现胎头下降停滞,应立即查明原因,及时处理,防止滞产给母儿带来的损伤。

（4）破膜：进入第二产程后若还未破膜，应给予人工破膜。破膜后立即监测胎心，观察羊水颜色、性状和流出量，记录破膜时间。若羊水呈黄绿色，混有胎粪，提示胎儿宫内缺氧。

（5）生命体征：注意观察呼吸、脉搏、血压情况，观察产妇的精神状态和面部表情，及时发现异常情况。

2. 产程指导

（1）体位选择：世界卫生组织提倡产妇自由选择分娩体位，不提倡采取膀胱截石位或平卧位分娩。自由体位分娩是由产妇自主选择一种最能缓解疼痛、感觉舒适的分娩体位，如站位、蹲位、坐位等，这些体位均为竖式分娩。但在特殊情况下，如宫缩较强、胎儿较小、产程进展迅速者，为避免分娩引发产道裂伤，产妇仍需采取膀胱截石位分娩。

（2）指导产妇运用腹压：宫口开全后，产妇正确使用屏气动作可有效增加腹压，加速产程进展。若使用不当可导致宫颈水肿和体力大量消耗，影响产程进展。正确运用腹压的方法是：宫口开全后，产妇在宫缩开始时，先深吸一口气，然后屏住使腹肌和膈肌收缩，如解大便样向下用力，以增加腹压。宫缩间歇期全身肌肉放松，安静休息。再次宫缩时做同样动作。胎头"着冠"后，指导产妇宫缩时张口哈气，在宫缩间歇时稍向下用力，使胎头缓慢娩出，防止因胎儿娩出过快导致产道裂伤。

（3）分娩镇痛：详见本章第二节"第一产程保健"。

（4）保持体力：第二产程中产妇体力消耗较大，为保持良好体力，鼓励产妇在宫缩间歇期休息，放松全身肌肉，并适当进食高热量、易消化食物。分娩过程中避免大喊大叫，以免消耗能量。

3. 心理调适 多数产妇见到产床就会加重紧张、恐惧、焦虑的心理，医护人员应及时对产妇进行心理调适，缓解产妇的不良情绪，顺利完成分娩过程。

（1）知识宣教：为平稳产妇的情绪，医护人员可适当讲解胎儿的娩出过程，告诉产妇在分娩过程中该如何配合。当产妇大致了解分娩过程时，其紧张、焦虑情绪可以得到很大程度的缓解。

（2）增强自信心：在分娩过程中，医护人员要经常性说"做得很好"、"就这样做"、"继续努力"、"再加把劲"等，及时给予产妇鼓励，让产妇确信"我能行"，调动产妇的积极性，增加产妇的自信心，让产妇主动配合完成分娩。

（3）转移注意力：产房的医护人员要增加亲和力，像朋友一样与产妇交流，转移产妇注意力，缓解紧张情绪，使产妇产生轻松感、信任感，逐步形成对医护人员的信赖，听从医护人员在产程中的指导，积极配合完成分娩过程。

4. 社会支持 第二产程历时较短，却是产妇心理压力最大、身体承受痛苦最多的时期，因此要对产妇加倍的关怀和支持。面对第二产程产妇恐惧、急躁的心理特征，应给予安慰和支持，接受产妇的各种行为表现，用温顺的语言、和蔼的态度、娴熟的技术赢得产妇的信赖，增加其安全感。随着新医学模式的形成，陪伴分娩是对产妇最重要的社会支持的体现。导乐给予产妇鼓励与支持，在宫缩间歇期协助进食进水，为产妇擦去汗液以及按摩缓解疼痛和放松身体，改善或消除产妇孤独、紧张、恐惧的心理，使产妇在分娩中保持轻松愉快的心情，促进分娩的顺利进行。

5. 第二产程常见疾病预防

（1）脐带脱垂：常见于头盆不称、胎位异常及胎膜早破。一旦发生脐带脱垂，易导致胎儿宫内窘迫，是导致死胎、死产、新生儿窒息的原因之一。

预防原则：①若胎先露未入盆，已发生了胎膜破裂者应卧床并抬高臀部。②人工破膜应在宫缩间歇期选择高位破膜，使羊水缓慢流出。胎膜破裂后应立即监测胎心音，及时发现脐带受压的情况。

（2）胎儿窘迫：详见本章第二节"第一产程保健"。

（3）软产道裂伤：常见原因为产程指导或会阴保护不当、产力过强而致胎儿娩出过快、器械助产操作过于粗暴。

预防原则：正确指导产妇屏气用力，正确保护会阴，防止胎儿娩出速度过快。应用器械助产时要正确评估会阴侧切指征，手法轻柔，严格按照操作规程进行，减少对母儿的损伤。

第四节　第三产程保健

第三产程(third stage of labor)是指从胎儿娩出至胎盘、胎膜娩出,又称胎盘娩出期。需 5~15 分钟,一般不超过 30 分钟。此期是防治新生儿窒息、预防产后出血的关键时期。因此,加强第三产程的保健对保证母儿健康和降低母儿发病率有着重要意义。

一、第三产程母体和胎儿的生理特点

(一) 产妇的生理特点

1. 子宫收缩　胎儿娩出后,宫缩暂时停止,子宫底下降平脐,产妇有短暂的轻松感。几分钟后宫缩重新出现,宫体变硬呈球形,宫底升高达脐上。

2. 胎盘剥离娩出　子宫收缩使宫腔容积变小,而胎盘不能相应缩小,与子宫壁发生错位剥离,有少量血液从阴道口流出。宫缩时产妇再次屏气用力,胎盘随之排出。

3. 产妇疲劳　第二产程产妇消耗了大量的体能,未能及时补充,当胎儿娩出后表现出疲乏无力、嗜睡,甚至因体内热量不足出现寒战。

4. 生命体征　胎儿娩出后,由于产妇腹部压力骤降,回心血量暂时性减少,心排血量不足,短时间内可有血压下降,重者可导致产妇出现晕厥及休克。

(二) 新生儿的生理特点

1. 呼吸　胎儿娩出后,在声、光、温度、痛觉的刺激下,开始建立正常呼吸。出生 1 小时内呼吸频率为 60~80 次 / 分,1 小时后降至 40 次 / 分左右。

2. 循环系统　新生儿脐带结扎后,胎盘循环终止。随着新生儿呼吸的建立、肺泡扩张和肺循环的建立,左心压力高于右心压力,卵圆孔、动脉导管关闭,右向左分流停止。新生儿心率较快,可达 120~140 次 / 分。

3. 消化系统　新生儿出生后 12~24 小时内开始排出墨绿色黏稠的糊状胎粪,2~3 天内排完。

4. 泌尿系统　新生儿出生后不久即排尿,超过 48 小时仍未排尿应查明原因。

5. 神经系统　新生儿大脑皮质兴奋性较低,处于抑制状态,睡眠时间长。新生儿存在原始反射,如觅食反射、吸吮反射、握持反射、拥抱反射等。

6. 体温调节　新生儿体温调节中枢发育不完善,体温随外界环境温度的变化而波动,且皮下脂肪薄,体表面积相对较大,易散热,要注意保暖。

二、第三产程母体的心理及社会特点

(一) 心理特点

胎儿娩出后,产妇感到轻松,心情比较平稳。若新生儿有异常或性别不能如愿,则会产生焦虑、烦躁或憎恨的情绪。

1. 兴奋　当听到新生儿的第一声啼哭时,绝大多数产妇由最初的紧张、焦虑转为兴奋,主要表现为健谈、多问,尤其想知道新生儿的性别、体重以及是否正常,急于看到或触摸新生儿。当确信新生儿一切正常时,所有担忧会立即消失。

2. 焦虑、抑郁　第三产程再次出现的宫缩痛可能会使部分产妇再度出现焦虑,尤其是看到新生儿有先天畸形,或因新生儿窒息需要抢救等意外情况时,会加重焦虑,导致产妇对疼痛的耐受力下降,表现为烦躁不安,甚至会引发心悸、血压升高、呼吸加快、全身肌肉颤抖等。个别的产妇还可发生抑郁倾向,表现为沉默寡言、情感淡漠或哭泣,甚至出现感知异常、注意力不能集中等。产妇剧烈的情绪转变,可引发子宫收缩不良、胎盘滞留,甚至发生产后大出血。

(二) 社会特点

胎儿娩出后,产妇家属的紧张及担忧心理也会消失,多将注意力转移到新生儿,而疏忽对产妇的照顾,增加了产妇的心理负担。医护人员也可能因产妇分娩结束而暂时放松对产妇的进一步指导,使

产妇失去最有力的社会支持。

三、第三产程保健内容

（一）保健目的

1. 监测第三产程的进程情况。

2. 为产妇提供指导和心理支持。

3. 预防、发现和及时处理第三产程并发症。

（二）保健措施

1. 检查与检测

（1）产妇的检查与监测

1）宫缩情况：胎儿娩出后子宫轮廓清楚，宫体变硬呈球形，提示子宫收缩正常。反之，为子宫收缩不良。

2）胎盘剥离情况：胎盘剥离征象有：①宫体变硬呈球形，子宫下段被扩张，宫体呈狭长形被推向上方，宫底升高达脐上。（图 7-6）②剥离的胎盘降至子宫下段，阴道口外露的脐带自行延长。③阴道少量流血。④用手掌尺侧在产妇耻骨联合上方轻压子宫下段时，子宫体上升而外露的脐带不再回缩。胎盘剥离排出方式有两种：胎儿面娩出式（schultz mechanism）和母体面娩出式（duncan mechanism），以胎儿面娩出式多见。

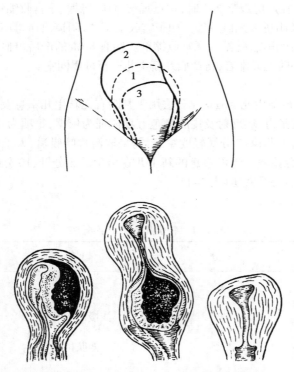

(1) 胎盘剥离开始　　(2) 胎盘降至子宫下段　　(3) 胎盘娩出后

图 7-6　胎盘剥离时子宫的形状

3）胎盘、胎膜的完整性：将胎盘铺平，先检查胎盘母体面胎盘小叶有无缺损，然后提起胎盘，检查胎膜是否完整，再检查胎盘胎儿面边缘有无血管断裂。疑有副胎盘、部分胎盘或大块胎膜残留时，应在无菌操作下将手伸入宫腔取出残留组织。如确认仅有少量胎膜残留，给予子宫收缩剂待其自然排出。

4）软产道有无裂伤：胎盘娩出后，应仔细检查产妇会阴、小阴唇内侧、尿道口周围、阴道及宫颈有无裂伤。如有裂伤应立即缝合。

5）评估阴道出血量：分娩结束后应仔细收集并记录产时阴道的出血量，它包括聚血盆内收集的血量和敷料上的血量。单纯用目测估计出血量不准确，目测估计的出血量往往比实际的量要少，应加以注意。正常分娩出血量不超过 300ml。

图片：会阴裂伤

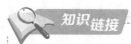

失血量测定及评估方法

出血测定方法包括主观测定法（目测法）和客观测定法，目测法不够准确。客观法有以下几种方法：①称重法：失血量（ml）= ［胎儿娩出后接血敷料湿重（g）- 接血前敷料干重（g）]/1.05（血液比重 g/ml）。②容积法：用产后接血容器收集血液后，放入量杯测量失血量。③面积法：血湿面积按 10cm×10cm=10ml 粗略估计失血量。④休克指数法（shock index，SI）：休克指数 = 脉率/收缩压（mmHg），SI=0.5 为正常；SI=1 时则为轻度休克；1.0~1.5 时，失血量约为全身血容量的 20%~30%；1.5~2.0 时，约为 30%~50%；若 2.0 以上，约为 50% 以上，重度休克。

6）产后观察：产后应在产房观察 2 小时，重点观察血压、脉搏、子宫收缩情况、宫底高度、阴道出血量、膀胱充盈程度、会阴及阴道有无血肿等。如子宫收缩不佳，阴道出血量不多但宫底上升，表示宫腔内积血，应挤压子宫底排出积血，并给予子宫收缩剂。约有 80% 的产后出血发生在产后 2 小时内，因此需密切观察。产后 2 小时无异常者，将产妇及新生儿送至母婴同室。

（2）新生儿的检查

1）新生儿 Apgar 评分：新生儿 Apgar 评分法用于判断有无新生儿窒息及窒息的程度，是以出生后 1 分钟时的心率、呼吸、肌张力、喉反射及皮肤颜色五项体征为依据，每项为 0~2 分，满分为 10 分。判断标准：8~10 分属正常新生儿；4~7 分属轻度窒息，需采取清理呼吸道、人工呼吸、吸氧、用药等措施；0~3 分属重度窒息，需紧急抢救。重度窒息的新生儿在出生后 5 分钟、10 分钟要进行再次评分，可反映复苏效果，与新生儿预后关系密切（表 7-1）。

表 7-1 新生儿 Apgar 评分法

体征	0 分	1 分	2 分
心率	0	<100	≥ 100
呼吸	0	浅慢而不规则	佳
肌张力	松弛	四肢稍屈	四肢活动
喉反射	无反射	有些动作	咳嗽、恶心
皮肤颜色	口唇青紫、全身苍白	躯干红、四肢紫	全身红润

2）新生儿体格检查：①测量头围、体重、身长，评价新生儿的发育与孕周是否相符；②检查头部有无外伤、产瘤、血肿；③检查四肢活动情况是否正常，有无骨折、神经损伤；④检查新生儿有无形体畸

笔记

形,如唇裂、脊柱裂、肛门闭锁等;⑤检查脐带断端有无渗血。

图片:新生儿产瘤

2. 产程指导

(1) 保持产力:胎儿娩出后,产妇疲乏无力,应嘱咐产妇利用宫缩间歇期休息,放松全身肌肉,减少不必要的能量消耗,以顺利完成第三产程。

(2) 指导产妇屏气:确认胎盘剥离后,指导产妇向下屏气协助胎盘娩出。

(3) 建立亲子关系:新生儿处理完毕,应尽早将裸儿抱于母体胸前,让母子皮肤直接接触,可增进母子感情,促进亲子关系的及早建立。在产后30分钟内协助新生儿第一次吸吮乳头,可促进子宫收缩,防止产后出血,有助于乳汁分泌,稳定母儿情绪。

3. 心理调适

(1) 注意休息:胎儿娩出后,产妇有如释重负感,感到轻松、兴奋,以为分娩结束,但是医护人员要指导过度兴奋的产妇在第三产程中安静下来。告知分娩还未完全结束,将产妇的注意力转移到第三产程上来,让产妇安静地闭目养神、全身放松休息,等待宫缩的重新出现,促使胎盘顺利剥离。

(2) 知识宣教:加强对第三产程产妇的心理调适,缓解产妇焦虑、抑郁的心理状态。有部分产妇对分娩的全过程不了解,以为胎儿娩出分娩即结束,无第三产程的相关知识,所以不能很好配合。有焦虑感的产妇表现会更明显,如轻微的检查刺激就可能会引起产妇的恼怒。因此,知识宣教必不可少。医护人员或导乐要主动与产妇交谈,及时发现产妇的焦虑或抑郁等负面的情绪,鼓励产妇说出内心的想法和不良感受,针对负面情绪进行必要的安抚和疏导,并给予理解和支持,帮助产妇树立信心,促进第三产程的圆满完成。

4. 社会支持 新生儿出生后,产妇暂时处在兴奋与激动的状态中,当得知分娩的痛苦还未结束时,产妇会感觉到疲惫和脆弱,这时渴望有良好的人文关怀和休息环境来满足心理和生理需求。医护人员应该给产妇提供安静且无刺激的产房环境,减少对产妇的感官刺激。丈夫应给产妇体贴和关爱,医护人员应给予及时指导。在多方共同努力下,在最大程度上减轻产妇的心理负担,保证产妇安全度过分娩期。

5. 第三产程常见疾病预防

(1) 产后出血(postpartum hemorrhage):原因有子宫收缩乏力、胎盘胎膜残留、软产道裂伤及凝血功能障碍。

预防原则:①指导产妇正确运用腹压,控制胎儿娩出速度,注意保护会阴;②接生者正确掌握会阴切开指征,适时切开会阴,以免造成软产道裂伤;③对有产后出血可能的产妇,当胎儿前肩娩出后立即给予缩宫素;④准确识别胎盘剥离征象,适时协助胎盘娩出。胎盘娩出后仔细检查胎盘和胎膜是否完整,软产道有无裂伤。

(2) 新生儿窒息(neonatal asphyxia):为新生儿死亡的主要原因之一,是出生后最常见的紧急情况,必须积极抢救和正确处理,以降低新生儿死亡率及预防远期后遗症。

预防原则:①积极纠正第二产程中的胎儿窘迫;②当胎儿窘迫纠正不佳,有产程延长致胎头受压时间过长时,应尽快实施阴道助产或剖宫产结束分娩;③在胎儿娩出前4小时内慎用镇静剂,防止新生儿呼吸中枢抑制引起窒息;④早产儿要注意促进胎肺成熟,分娩前3天或24小时内给予地塞米松。

(张海琴)

思考题

1. 孕妇王女士,32岁,初孕妇,妊娠后重视产前检查,希望能够顺产,想寻求导乐陪伴分娩。导乐陪伴分娩具体实施有哪些?

2. 孕妇夏女士,26岁,因"停经39周,阵发性下腹痛3小时"于上午8时来医院就诊,行阴道检查:胎先露头,在坐骨棘上2cm,宫颈管已消失,宫颈软,宫口开大1cm。该孕妇进入临产了吗?判断的依据是什么?应如何进一步观察和处理?

笔记

3. 一初孕妇28岁,现孕39周,住院待产10小时,宫口开7cm,突然感觉较多液体从阴道流出。该孕妇出现什么情况? 如何处理?

4. 产妇李女士,刚刚顺产一足月男婴。李女士需要在产房里观察多长时间才能送回病房,主要目的是什么,观察指标有哪些?

思路解析 扫一扫,测一测

第八章 产褥期保健

08章 PPT

学习目标

1. 掌握产褥期妇女的生理特点及保健措施。
2. 熟悉产褥期的保健目的。
3. 了解产褥期妇女的心理特点及其调适方法。
4. 能熟练进行产褥期的保健指导。
5. 具有尊重产褥期妇女,体贴服务的意识和基本能力。

产褥期(puerperium)是指产妇全身各器官(除乳腺外)从胎盘娩出至恢复或接近正常未孕状态所需的时间,一般为6周。此期产妇要完成身体各器官及内分泌功能的恢复,还要承担哺育新生儿的任务。因此,做好产褥期保健,预防产褥期疾病的发生,对保证母婴健康具有重要意义。

第一节 产褥期妇女的特点

一、产褥期妇女的生理特点

(一)生殖系统

1. 子宫 产褥期生殖系统的变化最明显,主要为子宫复旧。子宫复旧(involution of uterus)是指胎盘娩出后子宫逐渐恢复到未孕状态的过程,包括子宫肌纤维缩复、子宫内膜再生和子宫下段及宫颈的变化。

(1)子宫肌纤维缩复:子宫体肌纤维的缩复不是细胞数目的减少,而是肌细胞体积的缩小。随着肌纤维不断缩复,子宫体逐渐缩小,宫底每天下降1~2cm,产后1周子宫缩小至约妊娠12周大小,产后10天左右降至骨盆腔内,腹部检查触摸不到宫底,产后6周子宫恢复至正常孕前大小。分娩结束时子宫重约1000g,产后6周子宫恢复至50~70g。

(2)子宫内膜的再生:胎盘与子宫壁分离娩出后,胎盘附着处面积缩小,子宫蜕膜坏死脱落随恶露排出。3周后子宫内膜由基底层再生修复形成新的功能层,但胎盘附着处的子宫内膜完全修复约需6周。

(3)宫颈变化:胎盘娩出后的宫颈壁薄、松软,形成皱襞,宫颈外口呈环形如袖口状。产后2~3天宫口仍可容2指,产后1周宫颈内口关闭,产后4周宫颈完全恢复至正常状态。分娩时宫颈多在3点和9点处发生轻度裂伤,导致初产妇宫颈外口由圆形(未产妇),变成"一"字横裂形(经产妇)。

0801
图片:产后
宫颈口变化

89

（4）恶露：产后经阴道排出的坏死蜕膜组织、血液、细菌及宫颈黏液称恶露。根据恶露的颜色及内容物不同，恶露分3种：①血性恶露（lochia rubra）：色鲜红，含有大量血液，持续3~4天。②浆液性恶露（lochia serosa）：色淡红似浆液，含有少量血液，较多的坏死蜕膜、黏液和细菌，约持续10天。③白色恶露（lochia alba）：白色、黏稠，含有大量白细胞、坏死蜕膜及细菌等，约持续3周。正常恶露有腥味，但无臭味，总量为250~500ml，随着子宫的复旧，量逐渐减少，持续4~6周。

2. **阴道和外阴**　产后外阴可有轻度水肿，一般于产后2~3天内自行消退。产后扩大、松弛的阴道腔逐渐缩小，肌张力逐渐恢复，但不能恢复到未孕时的紧张程度。会阴切口或会阴轻度裂伤，一般在产后3~5天愈合。处女膜在分娩时期撕裂，成为残缺不全的处女膜痕。

3. **盆底组织**　因其在分娩过程中过度扩张，可导致盆底肌弹性减弱，且常伴有肌纤维部分断裂。分娩后，盆底肌肉及其筋膜充血水肿，产后1周充血水肿消失，组织张力也逐渐恢复。通过康复训练可恢复或接近未孕状态，若产后恢复不良日后易发生子宫脱垂。

（二）生命体征

产妇产后24小时内体温略升高，但一般不超过38℃。产后3~4天，因乳房血管、淋巴管极度充盈，体温也可高达38.5℃，12小时内恢复正常。产后呼吸深慢，14~16次/分。脉搏略缓慢，60~70次/分，产后1周恢复正常。血压平稳在正常范围内。

（三）血液循环系统

产后最初3天，由于子宫缩复、子宫胎盘血液循环的停止，大量血液从子宫进入体循环，加之妊娠期潴留在组织中的液体回吸收，使循环血量再次增加15%~25%，心脏负担加重。产妇循环血量于产后2~3周恢复至未孕状态。

产褥期早期血液仍处于高凝状态，有利于减少产后出血。凝血物质于产后2~4周恢复正常，白细胞于产后2周恢复正常，红细胞沉降率于产后3~4周恢复正常。

（四）消化系统

产后1~2天产妇常感口渴，食欲不佳，喜进流食或半流食，以后逐渐好转。产褥期因卧床时间长，胃肠蠕动减弱，加之腹肌及盆底肌肉松弛，易发生便秘和肠胀气。

（五）泌尿系统

妊娠期组织中潴留的大量水分在产后经肾脏排出，故产后最初1周尿量增多。扩张的肾盂和输尿管，需4~6周恢复。因分娩过程中膀胱受压致使黏膜水肿、肌张力下降，以及会阴伤口疼痛等原因，易发生尿潴留。

（六）内分泌系统

产后1周，雌、孕激素水平降至未孕状态。产后6小时血中测不到胎盘生乳素。不哺乳妇女一般于产后6~10周月经复潮，产后10周左右恢复排卵。哺乳妇女月经复潮延迟，一般在产后4~6个月恢复排卵。月经复潮前一般已有排卵，故哺乳期妇女应注意避孕。

（七）腹壁

分娩后产妇腹壁明显松弛，产后6~8周恢复紧张度。初产妇腹壁妊娠纹为紫红色，逐渐变成永久性银白色。

（八）其他

部分产妇在产褥期早期因宫缩引起下腹部阵发性疼痛，称产后宫缩痛。于产后1~2天出现，持续2~3天自然消失，哺乳时可加剧，多见于经产妇。产后1周内褥汗较多，多为产后皮肤汗腺排泄功能旺盛所致。

二、产褥期妇女的心理及社会特点

（一）心理特点

产褥期妇女心理变化一般经历3个时期：依赖期（产后1~3天）、依赖-独立期（产后3~14天）和独立期（产后2周至1个月）。其心理特点如下：

1. **依赖与羞怯**　产后1~3天，产妇会更多关注自己的饮食与休息，较少关注新生儿，孩子的日常护理多依赖别人完成。在面对自己的孩子以及回忆分娩过程时，易产生羞怯心理。从产后第4天以后，

产妇进入依赖 - 独立期,随着身体恢复变得较为独立,能进行自我护理,并将注意力从自己身上向新生儿转移,开始接纳新生儿,并喜欢给新生儿哺乳、换尿布、洗澡等。产后 14 天以后,产妇完全进入新的角色,与新生儿形成相互的认同和默契,能独立完成新生儿的哺育和护理。

2. 情绪反应 孩子顺利出生,新生儿健康,使产妇感到满足、兴奋和喜悦,以至话语增多,虽疲劳而不能入眠。由于产后体内雌激素和孕激素水平下降,与情绪活动有关的儿茶酚胺分泌减少,体内的内分泌调节处在不平衡状态,可使产妇情绪不稳定。

3. 焦虑和抑郁 一方面是由激素不平衡引起,另一方面是由妊娠、分娩后的额外痛苦事件引发,如新生儿窒息、产伤或畸形等。产后焦虑和抑郁也可因现实中母亲被赋予太多责任,产妇理想中的母亲角色与现实中母亲角色发生冲突而引起,加上丈夫及家人态度未达到产妇的预期,或有时也可以没有任何诱发因素使产妇焦虑,表现为在产后 3~5 天出现一过性的委屈、哭泣或忧郁状态,一般 24 小时内即可恢复正常。但也有少数产妇可能会发展为产后抑郁症。

(二) 社会特点

随着社会的进步,产妇的社会保障功能得到进一步强化,产假的设置及对产妇的关怀,也更人性化。目前我国的产妇多为初产妇,缺乏育儿经验,又面临着许多社会压力,但大多数产妇能得到社会的支持、单位的照顾以及家庭成员的理解、关爱和帮助。

第二节 产褥期保健内容

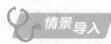

赵女士,29 岁,于 2017 年 9 月 27 日阴道自然分娩一足月男婴,第一胎。现产后第 3 天,体温 36.6℃,脉搏 66 次 / 分,乳房昨天已开始泌乳,量不多,阴道有稍多血性黏液状物流出,有血腥味。子宫底脐下三横指,无压痛。

请思考:

1. 赵女士产后的表现是否正常,为什么?

2. 她若咨询产后健身和计划生育知识,你如何指导?

一、保健目的

1. 及时做好心理调适,稳定产妇情绪。

2. 做好产褥期指导,促使产妇身体恢复。

3. 及早预防和及时发现产褥期疾病。

二、保健措施

(一) 检查与监测

1. 一般情况 观察饮食、睡眠、大小便、全身感觉和精神心理状态等,明确产妇身体康复情况。

2. 生命体征 产后要观察体温、呼吸、脉搏、血压的变化,尤其产后 2 小时内,及时发现产后出血等异常情况。若体温超过 37.5℃,应每 4 小时测体温 1 次,直至正常。若脉搏增快,应注意有无出血及感染。

3. 子宫复旧及恶露 产后 2 小时极易发生产后出血,嘱产妇排尿,按摩子宫使其收缩,每天在同一时间测量子宫底高度以了解子宫下降情况。观察恶露的量、颜色及气味,及时发现晚期产后出血、产褥感染、子宫复旧不良等异常情况。若子宫复旧不全,恶露增多伴有臭味,恶露持续时间延长以及子宫有压痛等,应遵医嘱给予缩宫素或抗生素。

4. 会阴 每天用消毒液冲洗或擦洗会阴 2 次,大便后用温水冲洗,保持会阴干燥。会阴部有明显水肿者可用 50% 硫酸镁或 95% 乙醇湿热敷,产后 24 小时后局部可用红外线照射。会阴侧切者,取健

图片:子宫复旧及恶露的监测

侧卧位。产后 3~5 天切口愈合,若切口感染,需提前拆线引流。

5. 下肢血栓 观察下肢温度及血管搏动,如有下肢温度降低、酸胀、感觉麻木、足背动脉搏动减弱时均应警惕下肢血栓形成。

6. 产后访视和产后检查 产褥期对产妇家庭访视次数至少 3 次,分别在出院后第 3 天、产后 14 天、产后 28 天进行。产妇产后第 42 天应到医院进行全面身体检查,主要了解产妇生殖器恢复情况及新生儿的发育情况。

(二) 生活与卫生保健指导

1. 饮食与营养 正常分娩后,稍事休息,产妇可以进流质或半流质清淡食物,在产后 1~2 天,应吃易消化又富含蛋白质、高热量、高纤维素及多汤汁食物,如面条、馄饨、鸡汤、鱼汤等,注意补充维生素和铁剂,以后逐渐恢复普通饮食。产后饮食要品种多样化,少量多餐。Ⅲ度会阴裂伤者产后 1 周内进无渣饮食。

知识链接

产后饮食不宜

1. 凉性水果 如香瓜、西瓜、梨等,如果乳母过量食用凉性水果,容易导致宝宝腹泻。

2. 过咸饮食 食盐过多,会加重肾脏的负担,也会使血压增加,过多的盐分会导致水肿。

3. 冰冷食品 如雪糕、冰淇淋、冰凉饮料等,不利于消化系统的恢复,还会给产妇的牙齿带来不良影响。

4. 辛辣、刺激性饮食 如韭菜、蒜苔、辣椒等,可使产妇加重气血虚弱,并导致便秘或痔疮的发生。浓茶、咖啡、酒精等也不适合饮用。

5. 坚硬粗糙的食物 产后身体各器官虚弱,过硬粗糙食物容易损伤牙齿。

6. 营养单一 产妇不能挑食、偏食,食物要多样化。

2. 卫生指导 每天用温水漱口、洗脸。因褥汗较多,应勤洗澡、勤换内衣和床单。产后 2 周内禁止盆浴。注意保持会阴清洁,勤换会阴垫,每天用 1∶5000 高锰酸钾溶液或 1∶2000 苯扎溴铵冲洗或擦洗会阴 2 次。会阴有伤口者,休息时宜采取健侧卧位。

3. 运动与休息 产后 24 小时内产妇应保证充足的睡眠和休息。产妇的休息室应安静清洁,定期通风,温湿度适宜。自然分娩的产妇,产后 6~12 小时即可起床做轻微活动,产后第 2 天可在室内随意走动。产后腹肌、盆底肌、子宫韧带松弛,不宜进行体力劳动,应避免长时间站立或蹲位,以防腹压增加,影响盆底组织的恢复。

产后早期活动和适当的运动锻炼可促进恶露排出,有利于子宫复旧,促进腹壁、盆底肌肉张力的恢复,促进血液循环预防血栓性静脉炎,促进肠蠕动预防便秘。一般产后第 2 天开始做产褥期保健操(图 8-1),根据产妇具体情况由弱到强,循序渐进地进行产后锻炼。产褥期保健操共 7 节,每节做 8~16次,每 1~2 天增加一节,直至产后 6 周,6 周以后可选择其他锻炼方式。

4. 计划生育指导 产褥期内禁止性生活。产后 42 天检查如生殖器官已恢复正常,可恢复性生活。指导产妇选择适当的避孕措施,原则是哺乳者以工具避孕为宜,不哺乳者可选用药物避孕等。

(三) 心理调适

1. 倾听 认真倾听产妇诉说分娩经历或妊娠、分娩过程中的感受,对产妇在妊娠过程中的努力、分娩过程中的配合要加以肯定和赞赏,强化产妇的愉悦心情,宣泄不良情绪,消减焦虑心理,防止抑郁。

2. 转移注意力 让产妇认识到分娩已结束,新生儿与母体是独立的个体。提倡母婴同室。产妇哺乳和对新生儿的护理可促进母婴情感连接,使产妇的注意力由自身转向新生儿。让产妇从对妊娠、分娩过程的回顾中走出来,淡化分娩和初为人母带来的羞怯、紧张心理,学习进入新的角色。产妇家属特别是丈夫,应经常与产妇进行思想交流,帮助产妇料理家务或照顾婴儿。

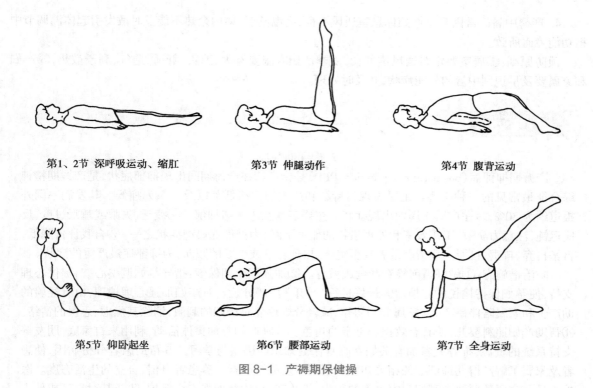

第1、2节 深呼吸运动、缩肛　　　第3节 伸腿动作　　　第4节 腹背运动

第5节 仰卧起坐　　　第6节 腰部运动　　　第7节 全身运动

图 8-1 产褥期保健操

3. 鼓励产妇独立 帮助产妇学习产褥期护理和新生儿护理的知识与技能,制订合理的护理计划。鼓励产妇按自己的计划,将情感性护理与动作性护理有机结合,独立完成对自身和新生儿的照顾,承担起母亲的责任,从而实现从依赖到独立的过渡。

（四）社会支持

鼓励和指导丈夫及其家庭成员参与新生儿的护理活动,培养新家庭观念,给产妇关心、理解和无微不至的照顾,使产妇感受到家庭的温暖和亲人的关爱,营造和谐的家庭氛围。医护人员要避免不良的语言刺激,耐心倾听并积极回答产妇提出的问题,如遇新生儿窒息、新生儿出生缺陷或死亡等意外时,必须采取适当的时机和方式,与家属一起告知产妇。社区卫生服务机构要按时进行产褥期访视,并做好检查、监测和指导。

（五）产褥期常见疾病预防

1. 尿潴留（retention of urine） 原因是在分娩过程中膀胱受压致黏膜充血水肿、肌张力下降,产程延长致体力消耗太大,会阴伤口疼痛和不习惯床上排尿等。

预防原则:①尽早下床活动,鼓励产妇产后 2~4 小时起床自行排尿。② 2~4 小时不能自行排尿者,鼓励多喝水,避免心情过于紧张,用温开水冲洗外阴或热水熏外阴部。也可让产妇听流水声,诱导排尿。③热水袋热敷下腹部（剖宫产者避开腹部伤口）,按摩膀胱,或针刺关元、三阴交等穴位,或肌内注射新斯的明 0.5mg 促进排尿。④上述方法均无效时可留置导尿,每隔 4 小时开放一次,1~2 天拔除导尿管,可恢复自行排尿功能。

2. 产褥感染（puerperal infection） 常因分娩时及产后机体抵抗力减弱、生殖道防御功能下降、助产及产后感染机会增多引起。

预防原则:①加强孕期卫生宣教,妊娠晚期禁止性生活及盆浴;加强营养;积极治疗阴道炎、宫颈慢性疾病。②临产前注意避免胎膜早破,接产时要严格无菌操作,正确掌握手术指征。产程异常者要及早处理。③产后加强营养,尽早离床活动,保持外阴清洁卫生,产褥期禁止性生活及盆浴。对可能发生产褥感染者应预防性使用抗生素。

3. 产后便秘 常因产后活动较少,肠蠕动减慢,腹肌及盆腔肌肉松弛引起。

预防原则:①尽早离床活动和做产褥期保健操促进肠蠕动。②调整饮食,多食蔬菜和水果等富含纤维素的食物。适当增加植物油的摄入。③便秘症状较重者,可使用开塞露。

4. 产褥中暑　常因夏季产妇休息室通风不良,高温潮湿,体内余热不能及时散发引起体温调节中枢功能障碍所致。

预防原则:①居室要定时通风透气;②夏季产妇衣服要宽大、凉爽、舒适、透气,利于散热;③产妇和家属要及早识别中暑的先兆症状,并及时处理。

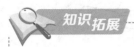

知识拓展

产褥期抑郁症

产褥期抑郁症(postpartum depression,PPD)是指产妇在产褥期间出现抑郁症状,是产褥期精神综合征最常见的一种类型。主要表现为持续和严重的情绪低落以及一系列症候。其发病率国外报道约为30%,多在产后2周内出现症状。主要表现在①情绪抑郁。②疲乏、失眠或睡眠过度,反应迟钝,注意力涣散,工作效率和处理事物的能力下降,为抑郁症典型症状之一。③自我评价降低,自暴自弃、自责、自罪。病情严重者甚至绝望,出现自杀或杀婴的倾向,为抑郁症最严重的症状。

防治措施有:①做好婚前检查和健康教育。②加强围生期保健:指导孕妇调整心态,提供心理支持,使孕妇保持愉悦的心情。③最好进行"导乐"待产分娩。对产妇加强心理护理,由有经验的助产士和家属陪伴待产。与家属共同协作,减轻分娩疼痛对产妇的刺激,消除其焦虑、恐惧的情绪。④帮助产妇照料婴儿,使其有效担当母亲的角色。鼓励产妇参加集体活动,利用来自家庭、朋友等支持系统的资源,推荐其参加有关妇女心身保健知识的讲座与学习。⑤帮助患者分析病因,使患者及家属了解产褥期抑郁症的相关知识。利用一切积极因素培养患者自信、自立的生活态度。医护人员及家属还要注意密切观察患者的行为、举止变化,注意加强安全保护,防止其对自己或他人施行暴力行为。必要时请精神科或心理医生治疗。

(张海琴)

思考题

1. 李女士,35岁,第一胎,孕足月会阴侧切分娩一男婴。产后第3天,会阴伤口有红肿,查伤口无分泌物,无压痛。

请问:应该对李女士做什么处理和指导?

2. 产妇林女士,7月21日顺产一足月女婴。产后5天出现发热,查:T 38.5℃,P 90次/分,BP 110/70mmHg,R 18次/分,产妇包头盖被,面色潮红。

请问:林女士目前属于什么时期,哪些做法不妥,如何指导合适?

3. 宋女士,29岁,今天上午6时阴道助产一男婴,产后6小时未排尿,下腹部胀感,子宫收缩好,出血不多。检查:宫底脐上一横指,下腹部有囊性包块。

请问:考虑此产妇是什么情况? 如何处理?

思路解析　　扫一扫,测一测

第九章　哺乳期保健

学习目标

1. 掌握哺乳期保健措施。
2. 熟悉哺乳期保健目的。
3. 了解哺乳期妇女的生理、心理和社会特点。
4. 能熟练进行哺乳期保健指导。
5. 具有尊重哺乳期妇女,耐心服务的意识和基本能力。

　　哺乳期(breast feeding period)是指产后产妇用自己的乳汁喂养婴儿的时期。世界卫生组织与联合国儿童基金会共同制定的"婴幼儿喂养全球战略"明确指出,生命的最初 6 个月应对婴儿进行纯母乳喂养,之后添加辅食并继续母乳喂养至 2 岁或 2 岁以上。哺乳期间,随着角色的转变和哺乳,其生理和心理上将发生一系列的变化,并直接影响自身的健康和婴儿的生长发育。因此,熟悉哺乳期妇女的生理、心理和社会特点,掌握哺乳期的保健内容,能熟练进行哺乳期保健指导,是促进这一时期母婴健康的保证。

第一节　哺乳期妇女的生理、心理及社会特点

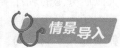

　　多多已经 10 个月了,出生 6 个月内一直接受纯母乳喂养,随后陆续添加米粉、果泥、蔬菜泥等辅食,多多的妈妈打算停止母乳喂养,原因是她认为 10 个月的母乳已经没有营养了。
请思考:
1. 多多的妈妈是否应该停止母乳喂养?
2. "10 个月的母乳已经没有营养了"这一说法是否正确?
3. 如何指导多多妈妈继续母乳喂养?

一、哺乳期妇女的生理特点

(一)乳汁分泌

　　泌乳是哺乳期乳房的主要变化。妊娠期间,在雌激素、孕激素、垂体催乳素、胎盘生乳素等的影响下,乳腺小叶、腺管均增生发育,为泌乳做好了准备,但大量雌激素和孕激素会抑制垂体催乳素的泌乳

作用,所以在妊娠期一般无乳汁分泌或仅有少量初乳形成。分娩后,产妇血中雌激素、孕激素水平急剧下降,下丘脑分泌的催乳素抑制因子(prolactin inhibiting factor,PIF)释放减少,在催乳素的作用下,乳房腺细胞开始分泌乳汁。

乳汁的分泌依赖婴儿吸吮的刺激,当婴儿吸吮乳头时,来自乳头的感觉信号经传入神经纤维抵达下丘脑,通过抑制下丘脑分泌的抑制因子,使催乳素呈脉冲式释放,促进乳汁分泌。吸吮乳头还反射性地引起神经垂体释放缩宫素(oxytocin)。缩宫素使乳腺腺泡周围的肌上皮收缩,乳汁从腺泡、小导管进入输乳导管和乳窦而喷出,此过程称为喷乳反射。吸吮是喷乳反射的关键,而喷乳同时也受母亲所见、所闻的婴儿各方面状况的影响,如看到或想起婴儿的可爱模样、听见婴儿的哭声等,这些刺激传入中枢神经系统,引起缩宫素分泌使乳房肌细胞收缩,乳汁射出增加。相反,如果母亲处在焦虑、抑郁、紧张、疼痛、寒冷等状态时,乳汁分泌就会减弱,见图9-1。

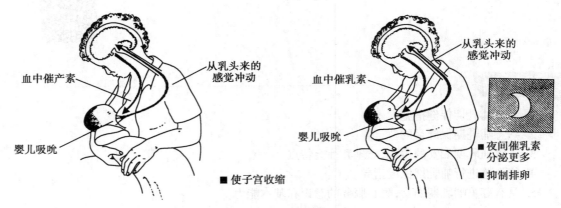

图9-1 影响喷乳反射的因素

(二)乳汁的质和量

1. 乳汁的质 乳汁分初乳、过渡乳和成熟乳。产后7天内分泌的乳汁为初乳,含丰富的 β-胡萝卜素,呈淡黄色,含有较多有形物质,故性状较稠。初乳中含蛋白质较成熟乳多,脂肪和乳糖含量较成熟乳少,因此极易消化。初乳中分泌型IgA、乳铁蛋白、白细胞等免疫成分含量丰富,且富含表皮生长因子、神经生长因子等生物活性物质。因此,初乳不仅为早期新生儿提供了营养和能量,更为其提供了大量的免疫物质,增强了机体的抗感染能力,大大提高了早期新生儿的存活率。产后7~14天分泌的乳汁为过渡乳,过渡乳量渐增多,色泽微黄。过渡乳中乳糖含量逐渐升高,脂肪含量达到高峰,但蛋白质含量较初乳开始降低。过渡乳中仍含有丰富的免疫成分、生长因子等。因此,过渡乳同初乳有相似的特点,但其脂肪、乳糖含量增加,以满足新生儿快速生长发育的需求。产后14天以后分泌的乳汁为成熟乳,成熟乳量多,色泽白,营养成分丰富,免疫成分减少,乳糖含量逐渐增多,蛋白质含量逐渐降低,脂肪含量维持恒定。初乳和成熟乳中均含有免疫物质,这些抗体分布在婴儿的鼻咽部和胃肠道局部黏膜表面,中和毒素、凝集病原体,以防病原微生物侵入人体,有助于婴儿抵御感染。此外,母乳中还含有丰富的矿物质、维生素和各种酶,对婴儿的生长发育非常重要。由于母乳中维生素D含量较低,母乳喂养儿不能通过母乳获得足量的维生素D。适宜的阳光照射会促进皮肤中维生素D的合成,但鉴于养育方式的限制,阳光照射可能不是6月龄内婴儿获得维生素D的最方便途径。婴儿出生后15日就应开始每日补充维生素D10μg(400IU)。纯母乳喂养能满足婴儿骨骼生长对钙的需求,不需额外补钙。

乳汁成分在哺乳过程中也有一定的变化。婴儿先吸出的乳汁称为前奶,外观比较清淡、稀薄,呈淡蓝色。前奶中水的含量比较大,因此6个月内纯母乳喂养的婴儿一般来说不需要补充额外的水分,前奶还含有丰富的蛋白质、维生素、矿物质和免疫物质等。后奶是前奶以后的乳汁,外观呈白色,较浓稠,脂肪和乳糖含量高,可为婴儿补充能量、缓解饥饿感。在母乳喂养时要求吸空一侧乳房再吸另一侧,这样既保证了婴儿获取足够的水分,又保证了充足的能量来源。

2. 乳汁分泌量 产后1~3天,每次哺乳新生儿可吸出2~20ml乳汁,产后3天以后乳汁分泌量逐渐增加。乳汁的分泌与母亲的哺乳次数有很大关系,乳头被刺激越多,乳汁分泌量越多。

（三）母乳喂养对婴儿的影响

1. 提供营养及促进发育　母乳中含有丰富的营养物质,是任何配方奶都无法比拟的。母乳中蛋白质含量高,初乳中含量更高,乳清蛋白与酪蛋白比例适宜,易于消化和吸收;母乳中的糖类主要是乙型乳糖,可以为婴儿提供能量,是婴儿器官、神经、四肢、肌肉等发育和活动的动力;母乳中含有丰富的必须脂肪酸,其中二十二碳六烯酸(docosahexaenoic acid,DHA)是神经系统细胞生长及维持的主要成分,对婴儿大脑及眼部发育具有重要作用。母乳中 DHA 含量与母亲的饮食习惯和结构有关,应注意在膳食中补充。

2. 提高免疫力,抵御感染　母乳中含有多种免疫球蛋白和免疫活性细胞,可降低婴儿消化道、呼吸道和皮肤感染的几率。母乳中的乳铁蛋白可以调节免疫和炎症反应,抑制病原微生物的生长;溶菌酶能水解革兰阳性菌细胞壁中的肽聚糖,使之破坏并增强抗体的杀菌力;母乳中特有的低聚糖,可以使肠道内的双歧杆菌有效的增殖,从而促进婴儿健康。

3. 保护牙齿　吸吮时肌肉运动可促进面部肌肉正常发育,还可预防奶瓶喂养引起的龋齿。

4. 经济卫生,方便使用　母乳温度适宜,可随时哺喂,不受时间、地点的限制。与人工喂养相比,母乳喂养可避免因配方奶、喂养用品污染引起的感染。母乳喂养无需花费任何费用,为家庭减轻了经济负担。

5. 有利于婴儿心理健康　母乳喂养可使婴儿获得安全感,并充分享受母亲的爱意,对婴儿的心理健康发育有重要意义。

（四）母乳喂养对母亲的好处

1. 防止产后出血,利于子宫复旧　婴儿的吸吮可促进缩宫素的释放,促进子宫收缩,有效降低产后出血的风险,促进子宫复旧。

2. 促进母体健康　母乳喂养可减少母亲罹患乳腺癌和卵巢癌的风险。

3. 有利于母亲心理健康　成功的母乳喂养可使母亲有成就感,有自信心,有利于产后心理健康。

二、哺乳期妇女的心理及社会特点

（一）心理特点

1. 成就感　经过妊娠及分娩后,做母亲的愿望终于成为现实。哺乳时,面对婴儿吸吮,看到婴儿的变化和成长,将全部注意力倾注在婴儿身上,仔细观察和欣赏婴儿的细微变化,与婴儿对话,尽情享受婴儿成长带来的快乐,忘却疲劳,忘却一切烦恼,乳母会感到满足和愉悦。

2. 焦虑　由于担心乳汁量不足导致婴儿吃不饱,影响生长发育,担心婴儿患病或身体、智力发育是否正常,是否被家庭成员接受;担心从医院回到家后,失去医护人员的指导与帮助不会照顾婴儿;也担心产后身体形态是否能恢复至孕前状态等。由于各种担忧,乳母会产生焦虑情绪,从而渴望得到医护人员的指导,渴望与其他乳母交流喂养经验,验证自己哺乳方法是否正确,并获得成功经验来修正哺乳当中的不当之处。对新生儿正常的生理变化,乳母有时也会产生恐惧和焦虑的心理。

3. 依赖　产后 1~3 天为依赖期,产妇由于分娩过程的疼痛和疲劳,或因手术产等原因以及面对家庭角色的转变和孩子的哺乳,生活变得紧张、忙乱和疲惫,对丈夫、父母产生依赖,以弥补自身经验不足。产妇关注自己较多,注意新生儿较少,新生儿的护理多依赖别人完成,以后随着身体康复而逐渐独立完成自身和婴儿护理。如果因家庭不和睦、夫妻两地分居而缺乏来自丈夫和家庭的帮助,乳母会产生焦虑和无助,影响乳汁分泌和身体健康。

（二）社会特点

随着母婴护理行业的兴起,除了家庭支持外,乳母还可以享受到充足的社会支持,这对哺乳期保健极为有利。如果此时发生失业、亲人病丧等应激事件,可影响乳汁分泌,使其失去继续母乳喂养的信心,或过早添加辅食而结束母乳喂养。也有因为夫妻不和睦、非婚妊娠或不良生活经历的影响,形成忽视或虐待婴儿的行为。世界母乳喂养宣传周是由国际母乳喂养行动联盟(WABA)发起的一项全球性的活动,旨在促进社会和公众对母乳喂养重要性的正确认识和支持母乳喂养。目前在全球已有超过 170 个国家参与此项活动。WABA 确定每年 8 月 1 日至 7 日为"世界母乳喂养周",使全社会积极鼓励和支持母乳喂养,拓宽母乳喂养的内涵,创造一种爱婴、爱母的社会氛围。

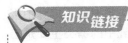

历年世界母乳喂养宣传周活动主题

世界母乳喂养宣传周是由世界母乳喂养行动联盟组织发起的一项全球性的活动,旨在促进社会和公众对母乳喂养重要性的正确认识和支持母乳喂养。历年主题回顾:

1997 年:母乳喂养,自然的喂养方式

1998 年:母乳喂养,最佳的投资

1999 年:将母乳喂养重要性的教育纳入各级教育系统中

2000 年:母乳喂养——人类的权利

2001 年:资讯时代的母乳喂养

2002 年:健康的妈妈和健康的宝宝

2003 年:母乳喂养——幸福的源泉

2004 年:母乳是金

2005 年:母乳喂养和家庭食物 ——关爱与健康

2006 年:守则观察:保护母乳喂养的 25 年

2007 年:母乳哺喂——第一个小时拯救 100 万个婴儿

2008 年:支持母乳喂养,获得人生第一块金牌

2009 年:紧急状态下的母乳喂养

2010 年:成功促进母乳喂养十条措施

2011 年:母乳喂养——倾听、诉说、分享

2012 年:回顾过去,展望未来——庆祝婴幼儿喂养全球战略发布 10 周年

2013 年:支持母乳喂养:贴近母亲

2014 年:母乳喂养:制胜一球,受益一生

2015 年:职场妈妈 喂爱坚持

2016 年:母乳喂养是社会可持续发展的关键

2017 年:母乳喂养,共同坚持

第二节　哺乳期保健内容

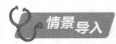

李女士已怀孕 9 个月,马上到预产期了,除了担心能否顺利分娩,还希望能学习一些母乳喂养知识。

请思考:

1. 应从什么时候开始给新生儿喂奶?

2. 哺乳期间对饮食和营养有什么要求?

一、保健目的

1. 宣传母乳喂养的益处,支持和促进母乳喂养。

2. 促进哺乳期妇女身体和心理健康,增加乳汁分泌量,提高哺乳能力。

3. 为哺乳期妇女提供哺乳期保健和科学育儿知识,增进母儿健康。

二、保健措施

（一）检查与监测

1. 乳房疾病　检查双侧乳房是否对称、形态大小是否一致,乳房有无硬结、红肿、发热及乳头有无扁平、凹陷、皲裂等异常表现。哺乳时因乳房胀大,容易忽略或掩盖乳房病变。

2. 乳汁分泌情况

（1）检查乳胀程度:产后 2~3 天乳房增大,皮肤紧张,表面静脉扩张、充血,有时可形成硬结并使母亲感到胀痛。哺乳前乳胀明显,婴儿吸吮时乳汁充足,吸空后乳房变软,为乳汁分泌量足;哺乳前乳房松软,婴儿吸吮困难,为乳汁分泌不足。

（2）观察婴儿情况

1）婴儿饥饿时,表现为睡梦中有眼球运动,张嘴寻找或有吸吮动作,甚至啼哭;哺乳后婴儿安然入睡,表明乳量能满足婴儿需要。

2）哺乳前、后称婴儿体重,两者差值为婴儿吸入的乳汁量。

3）营养、发育情况:婴儿每日增加 18~30g,每周增加 125~210g,大多数足月婴儿在生后 3 个月每月增长 750~900g,生后 6 个月平均每月增长 600g 左右。在 1 岁时增加到出生时体重的 3 倍(9kg)。婴儿体重增加缓慢,表明母乳质或量不足。

4）观察婴儿大、小便次数:新生儿出生 24 小时即会排出胎粪,3~4 日内排完。胎粪呈墨绿色黏稠状,无臭。若母乳充足,2~3 日后即转为正常婴儿粪便,为黄色或金黄色糊状便,或带少许粪便颗粒,不臭、略带酸味。每日排便 2~4 次,一般在增加辅食后次数即减少,1 周岁时减至 1~2 次 / 日。每日小便在 6 次或以上,尿呈无色或淡黄色,说明进食的奶量足够。

3. 产后访视　哺乳期妇女的健康状况、饮食、休息等与乳汁分泌直接相关,婴儿的生长是母乳喂养的直接监测指标。因此,在产后访视时应该注意评估哺乳期妇女身心健康状况和婴儿生长发育情况,及时给予母乳喂养指导。

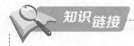

婴儿喂养的方式

1. 母乳喂养　母乳喂养是指除给母乳外不给孩子其他食品及饮料,包括水(除药物、维生素矿物质滴剂外),也允许吃挤出的母乳。

2. 部分母乳喂养　部分母乳喂养是指母乳占婴儿食物的一部分。母乳占全部婴儿食物的 80% 以上称为高比例母乳喂养;母乳占全部婴儿食物的 20%~79% 称为中等比例母乳喂养;母乳占全部婴儿食物的 20% 以下称为低比例母乳喂养。

3. 人工喂养　由于各种原因,母亲不能亲自喂小于 6 个月的婴儿时,可采用其他动物乳如牛乳、羊乳、马乳等或者其他代乳品喂哺婴儿,称为人工喂养。

（二）生活与卫生指导

1. 母乳喂养指导

（1）哺乳的时间和次数:新生儿出生后提倡"三早":早接触、早吸吮、早开奶。早接触是指分娩后,母婴首次皮肤接触应在生后 30 分钟以内开始,接触时间不得少于 30 分钟。在室温允许的情况下,将新生儿放于母亲胸前进行皮肤与皮肤的接触,同时让新生儿吸吮乳头,早期皮肤接触可以增强母婴之间的感情,帮助母亲及时察觉新生儿的变化;还可以改善新生儿温度调节功能,呼吸及血氧饱和度。早吸吮是指生后 30 分钟以内开始吸吮母亲乳房。早吸吮可促进乳汁分泌,强化新生儿吸吮反射。早开奶是指第一次开奶时间是在分娩后 30 分钟以内。早开奶可使新生儿尽早获得初乳,提高新生儿免疫力,促进胎便的排出,减少黄疸的发生。三早是保证母乳喂养成功的重要基础。新生儿重度窒息、高危及有母乳喂养禁忌者不宜行此操作。

母乳喂养应顺应婴儿胃肠道成熟和生长发育过程,从按需喂养模式到规律喂养模式递进。婴儿饥饿是按需喂养的基础,饥饿引起哭闹时应及时哺乳,一般每天可喂奶 6~8 次或更多,不要强求喂奶次数和时间,特别是 3 月龄以前的婴儿。婴儿生后 2~4 周就基本建立了自己的进食规律,家长应明确感知其进食规律的时间信息。随着月龄增加,婴儿胃容量逐渐增加,单次摄乳量也随之增加,哺喂间隔则会相应延长,喂奶次数减少,逐渐形成规律哺喂的良好饮食习惯。如果婴儿哭闹明显不符平日进食规律,应该首先排除非饥饿原因,如胃肠不适等。非饥饿原因哭闹时,增加哺喂次数只能缓解婴儿的焦躁心理,并不能解决根本问题,应及时就医。

(2) 哺乳的方法

1) 哺乳前准备:母亲洗净双手及乳头。按摩或用毛巾热敷乳房,促进乳管扩张,刺激排乳,哺乳时应保持愉快的心情,舒适的体位,全身放松,利于乳汁排出。

2) 哺乳的姿势:选择卧位或坐位。卧位哺乳取侧卧位,最好在母亲腰部和手臂下放置一软枕,适用于剖宫产术后、乳房较大便于婴儿含接或婴儿睡前哺乳,但应防止哺乳睡着后乳房堵住婴儿口鼻而引起窒息,也容易养成婴儿含乳头睡觉的习惯,尽量少用(图 9-2)。坐位哺乳可选择搂抱式和抱球式。搂抱式哺乳常用,母亲足下放一脚凳,一手抱住婴儿,使婴儿身体贴近母亲,面向乳房,口对着乳头,头与身体保持一直线(图 9-3)。抱球式哺乳适合剖宫产或乳房较大、乳头内陷以及乳头扁平的母亲(图 9-4)。哺乳时一手拇指与其余四指分别放在乳房上、下方,呈 "C" 形托起整个乳房,将乳头送入婴儿口中,这种方法有利于婴儿含乳,防止乳房堵住婴儿口鼻,还可以控制乳汁的流速,防止婴儿呛咳。

3) 婴儿含接姿势:用乳头轻触婴儿口唇,待其口张大后,将乳头和乳晕送入婴儿口中,婴儿的口唇应含接乳头和大部分下乳晕,下巴贴近乳房,婴儿的舌头卷住乳头,齿龈压迫乳窦;下唇外翻,面颊鼓起呈圆形,婴儿有节律的进行吸吮和吞咽(图 9-5)。

图片:C形手法

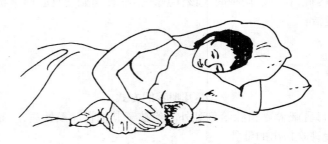

图 9-2　侧卧位哺乳姿势

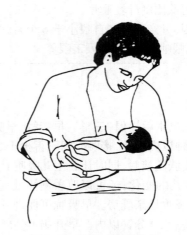

图 9-3　搂抱式哺乳姿势

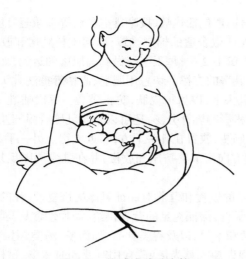

图 9-4　抱球式哺乳姿势

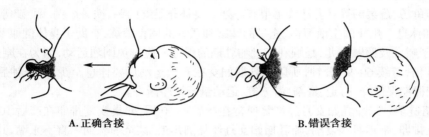

A.正确含接　　　　　　　　　　　B.错误含接

图 9-5　婴儿正确与错误的含接姿势

（3）哺乳注意事项：哺乳时母亲应面对面注视婴儿，通过眼光、语言、抚摸等沟通技巧与婴儿进行情感交流，鼓励婴儿吸吮。若婴儿未吃饱就打瞌睡，可以轻轻敲一下脚掌或下颌，促使婴儿努力吸吮，母亲能明显感觉到婴儿有节奏的吸吮和排乳感。在哺乳时要注意先吸空一侧乳房再吸吮另一侧，以利乳汁分泌，每次哺乳交替进行，让双侧乳房得到相同的吸吮机会。哺乳结束时用示指轻轻向下按压婴儿下颏，避免在吸吮形成口腔负压情况下强行拉出乳头而导致疼痛或皮肤损伤。哺乳结束后，将小毛巾放在母亲肩膀上，使婴儿靠近母亲身体，其头部靠在母亲的肩上。一手支撑婴儿，另一手呈杯状轻拍婴儿的背部 1~2 分钟，使其胃内的气泡排出，防止溢奶（图 9-6）。

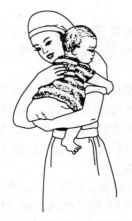

图 9-6　哺乳后拍背姿势

（4）哺乳期乳房护理：乳房护理包括热敷、按摩排空乳房等以减轻乳胀和维持乳汁继续分泌，有利于哺乳顺利进行。哺乳期妇女应戴合适的棉制胸罩，以起支托乳房和改善乳房血液循环的作用。哺乳期间最好每天用温水洗浴乳房1~2次；每天坚持做胸前肌肉的运动，如俯卧撑、扩胸等，可以加强前胸部肌肉的力量，从而增强对乳房的支撑。切忌用肥皂、酒精等擦洗乳头，以免引起局部皮肤干燥、皲裂。哺乳后挤少量乳汁涂在乳头上，以保护皮肤，防止皲裂。每次哺乳一定要吸空双侧乳房，未吸完者应将乳汁挤出，以免乳汁淤积影响乳汁分泌，还可以预防乳腺管阻塞及两侧乳房大小不一等情况出现。挤乳方法为：一手拿消毒奶瓶，放置在乳头下方，靠近乳房。另一手大拇指放在乳晕上方，其余四指相对放在乳晕下方，向胸壁方向有节奏挤压和放松，并在乳晕周围反复转动手指方位，以便挤空每根乳腺管内的乳汁。

2. **饮食和营养指导** 母亲的饮食和营养对保证母体的恢复、乳汁的分泌和婴儿的需要都至关重要。因此，哺乳期要合理安排膳食，保证充足的营养供给，动物性食品与植物性食品要合理搭配，种类齐全。饮食中应有足够的蔬菜和水果，以及谷类食品，如面条、汤类、粥类等。烹调方法应多用炖、煮、熬，少用油炸。如鸡、鸭、鱼、肉以炖或熬为最好，食用时要同时喝汤，这样既可增加营养，还可促进乳汁分泌。每日正常三餐之外，可适当加餐2~3次，以利于机体对营养素的吸收利用。要使乳汁分泌增多，产后应多进汤水、清淡的流质以及半流质或软的饭菜，每天至少进食流食3000ml。牛奶、动物内脏、鸡汤、猪蹄汤、鲜鱼汤、蔬菜汤等对乳汁分泌很有好处。要补充足够的钙、铁、锌、铜、硒、碘等。

3. **活动和休息** 规律的生活习惯、充足的睡眠和适宜的体育锻炼，有助于身体健康及增强心理的舒适感，有助于哺乳及照顾婴儿，是顺利度过哺乳期的保证。应避免剧烈运动，因为在剧烈运动之后，乳酸会增加4倍，持续60~90分钟，所以哺乳期妇女在剧烈运动后要休息至少90分钟后哺乳。运动方式可采取产褥期保健操、行走、舞蹈、游泳等，运动量要循序渐进。

4. **哺乳期避孕** 未哺乳妇女月经恢复通常在产后6~10周，卵巢恢复排卵在产后10周左右。产后哺乳会抑制排卵，推迟月经复潮，哺乳期妇女月经复潮延迟，甚至哺乳期一直不来潮，其排卵在产后4~6个月恢复。产后恢复月经较晚者，首次月经复潮前多有排卵，有可能怀孕。因此，顺产后42天复查正常，并恢复性生活时就应该采取避孕措施，非哺乳者可采用药物避孕，哺乳期以工具避孕为宜。

5. **避免有害因素的影响**

（1）避免接触有毒物质：如镉、汞、苯、铅、铍、砷、氰化物、氮氧化物、一氧化碳、氯丁二烯、环氧乙烷、苯胺、甲醛等有毒物质，避免到有毒物质浓度超过国家卫生标准的场所。避免从事《体力劳动强度分级》标准中第Ⅲ级体力劳动强度的工作，避免从事环境中锰、氟、溴、甲醇、有机磷化合物、有机氯化合物浓度超过国家卫生标准的作业。

（2）哺乳期用药：哺乳期妇女用药一般均可经过乳汁排出，直接影响婴儿健康，故哺乳期用药首先应权衡用药的必要性和对婴儿可能造成的危害性，根据各种药物在乳汁中的浓度不同，选用从乳汁排出少、婴儿可以使用的药物，根据药物的半衰期长短调整用药和哺乳的间隔时间，最少间隔4小时以上。避免在药物浓度高峰时哺乳，可采取哺乳后用药。当用药剂量过大或疗程过长时，应暂停哺乳。

（三）心理调适

1. **倾听** 仔细倾听母亲对婴儿的评价、描述哺乳过程中的感受，并不断加以赞赏，使其得到充分的肯定和心理满足，强化愉悦的感觉和快乐的情绪，也排解心中的不快和郁闷，维持良好的心理状态，促进乳汁分泌。

2. **促进母婴链接** ①宣传母乳喂养对母婴的好处，树立母乳喂养的信心。②母婴同室，拥抱和抚摸婴儿，通过目光和肌肤接触，增进母婴情感交融，促进母婴情感建立。③鼓励产妇参与自身护理和新生儿护理。比如更换尿布、沐浴、抚触等护理操作，使注意力由自身尽快转向新生儿，完成母亲角色的转变。④新生儿的出生打乱了从前的生活状态，针对新的生活环境，建立生活规律，恢复生活秩序。通过这些方法，使产妇尽快完成角色转换。

3. **哺乳知识宣教** 使母亲了解母乳喂养好处和婴儿发育成长知识，免去各种担忧。

4. **心理咨询、指导、治疗** 对高危产妇，除了群体的健康教育和一般关心外，需个别心理咨询，有针对性地给予心理指导。若有明显心理障碍，如产后抑郁症、产后精神障碍等要及时请心理医师进行心理治疗，以免造成严重后果。

PPT：哺乳期食谱

（四）社会支持

医疗和保健人员要了解哺乳期妇女的心理需求,了解其对新生儿、对母乳喂养、对新家庭的看法,耐心解答所提出的问题。要鼓励和指导丈夫和家庭成员参与母亲和新生儿护理,了解母亲的心理、生理特点,给予更多关爱、照顾。工作单位应保证哺乳期妇女工作中应享受的哺乳时间、不值夜班、避免接触有毒物质等待遇。

（五）哺乳期常见疾病预防

1. **乳汁淤积、乳房胀痛** 由于乳腺管导管阻塞,使乳汁排出不畅,乳汁在乳房内淤积形成硬结和疼痛,伴乳腺间质水肿;乳腺淋巴回流障碍或副乳腺有乳汁淤滞。如不及时处理可发展成乳腺炎和乳房脓肿。

预防原则包括:

(1) 产后早开奶、按需哺乳,增加哺乳次数及每次哺乳后挤出多余的乳汁,可预防乳房胀痛。避免乳房受压。

(2) 哺乳前按摩乳房,方法为从乳房边缘向乳头中心按摩,促使乳管通畅,排空乳房,可消除乳汁淤积。

(3) 出现硬结后继续给婴儿吸吮,哺乳时先喂患侧乳房,因饥饿时婴儿吸吮力强,有利于吸通乳腺管。

(4) 若出现乳房胀痛,也可用下列方法缓解:哺乳前局部热敷促进乳管扩张,乳汁排出;两次哺乳间冷敷乳房以减少局部充血、肿胀。

(5) 服用药物:可口服散结通乳的中药,常用方剂为柴胡(炒)、当归、王不留行、木通、漏芦各 15g,水煎服。

2. **乳头皲裂** 好发于初产妇。因哺乳方法不当,婴儿吸吮时含接不正确、哺乳结束时强行拉出乳头等引起乳头皮肤损伤。

预防原则:妊娠期做好乳房护理,哺乳前用乳汁湿润乳头,婴儿吸吮时正确含接,增加哺乳次数而缩短吸吮时间,哺乳结束时正确方法取出乳头,在乳头和乳晕上涂少量乳汁,短暂暴露使乳头干燥,因乳汁具有抑菌作用,且含丰富的蛋白质,能起到修复表皮的作用。如因乳头皲裂的疼痛影响哺乳时,可使用吸奶器或特制的乳头防护罩间接哺乳。哺乳后在皲裂处涂敷 10% 复方苯甲酸酊,于下次喂奶时洗净。

3. **乳头扁平及乳头凹陷** 此种异常乳头可从孕期开始干预,指导孕妇做乳头伸展和乳头牵拉。①乳头伸展练习:将两示指平行放在乳头两侧,慢慢地由乳头向两侧外方拉开,牵拉乳晕皮肤及皮下组织,使乳头向外突出。接着两示指分别放在乳头上侧和下侧,将乳头向上向下纵形拉开。此练习重复多次,做满 15 分钟,每日 2 次。②乳头牵拉练习:用一只手托住乳房,另一只手的拇指和中、示指抓住乳头向外牵拉重复 10~20 次,每日 2 次。另外,指导孕妇从妊娠 7 个月起佩戴乳头罩,对乳头周围组织起到稳定作用。柔和的压力可使内陷的乳头外翻,乳头经中央小孔保持持续突起,指导产妇改变多种哺乳姿势和使用乳头防护罩以利婴儿含住乳头,也可利用吸奶器进行吸引使乳头向外突出。

图片:乳头防护罩

4. **乳汁不足** 常与母亲饮食、休息、睡眠及精神状态有相关。

预防原则:①做好母亲的心理护理,坚定母乳喂养的信心,保持精神愉快,保持良好睡眠。②加强营养,多进汤汁、多饮水,可食用鸡、猪肉、排骨和鱼类煮的汤,有利于乳汁分泌。③避免使用影响乳汁分泌的药物,坚持婴儿多吸吮,必要时服用催乳药物。

5. **乳腺炎** 多因乳房受压、乳汁淤积、乳头皲裂所致。

预防原则:避免皮肤损伤,保持乳头清洁,防止乳汁淤积和乳房受压,每次哺乳应充分吸空乳汁。增加喂哺的次数,每次至少喂 20 分钟,哺乳后充分休息,饮食清淡。若感染严重或脓肿引流后并发乳瘘,应单侧停止喂养或终止哺乳,及时接受药物或手术治疗。

6. **退乳** 母亲因病不能哺乳时,应尽早退乳。

退乳方法:①停止哺乳,不排空乳房,少进汤汁,应避免挤压乳房,佩戴合适胸罩托起乳房,2~3 天后疼痛会减轻。②中药退乳:生麦芽 60~90g,水煎当茶饮,每日 1 剂,连服 3~5 日。③芒硝 250g 分装两纱布袋,两侧乳房外敷并包扎,湿硬时更换,直至乳房不胀为止。④维生素 B_6 200mg 口服,每日 3 次,

笔记

共 5~7 日。目前用大剂量雌激素和溴隐亭退乳的方法已不推荐。

（刘　冰）

思考题

1. 林女士,产后 60 天,一直坚持给孩子纯母乳喂养,但是家人总担心林女士母乳不足,孩子吃不饱,请问应从哪些方面评估林女士母乳量是否充足?

2. 王某,孕 13 周,因存在乳头凹陷前来咨询,请问应如何指导王女士纠正乳头凹陷?

3. 李某,平时乳汁量较多,每次哺乳无法吸空两侧乳房,导致乳汁淤积、乳房胀痛,请问应如何预防和缓解乳房胀痛?

4. 辛女士于 42 天前顺产一男婴,产后坚持母乳喂养,产后 42 天来院复查,结果大致正常,护士应如何进行计划生育指导?

思路解析　　扫一扫,测一测

第十章　新生儿期保健

 学习目标

1. 掌握新生儿保健措施。
2. 熟悉早产儿、低出生体重儿的保健要点及新生儿保健目的。
3. 了解新生儿的生理、心理及行为特点。
4. 能正确对新生儿进行保健指导。
5. 具有关爱新生儿、耐心细致护理的意识和基本能力。

　　新生儿(newborn)是指从脐带结扎至生后 28 天内的婴儿。新生儿期虽然短暂,却是生理上发生重大转折的时期,新生儿要经过由宫内到宫外、由依赖母体到独立生活的转变,是人生经历变化最大的时期,出生后若能顺利适应生活环境和生活方式的变化,则可安全度过这一特殊阶段,反之,则易受内外环境因素的影响而发病。因此,新生儿期的保健主要是帮助其适应新的生活环境。

第一节　新生儿的生理、心理及行为特点

一、新生儿的生理特点

　　1. **呼吸系统**　新生儿呼吸中枢发育不成熟,肋间肌较弱,呼吸表浅、节律不规则,以腹式呼吸为主,频率较快,安静时约为 40 次 / 分,早产儿更快。

　　2. **循环系统**　新生儿心率快且波动范围较大,通常为 90~160 次 / 分。血压较低,平均为 70/50mmHg(9.3/6.7kPa)。血流多集中于躯干和内脏,四肢易于发凉或青紫。

　　3. **消化系统**　新生儿胃呈水平位,贲门松弛,幽门紧张,且胃容量小,易发生溢乳。肠道相对较长(约为身长的 8 倍),因此消化面积较大,有利于流质食物消化吸收;但肠壁薄,通透性高,屏障功能差,易致肠内毒素、消化不全产物如蛋白质等通过肠黏膜吸收入体内而发生感染和食物过敏。肝脏内葡萄糖醛酸转移酶活力较低,易出现生理性黄疸,同时对多种药物解毒能力较差,易出现药物中毒。生后 10~12 小时开始排墨绿色胎便,约 2~3 天排完。

　　4. **泌尿系统**　新生儿一般生后 24 小时内排尿。其肾结构发育已完成,但功能仍不成熟。肾稀释功能虽与成人相近,但肾小球滤过率低,浓缩功能差,不能迅速有效地处理过多的水和溶质,易出现水肿症状。

　　5. **血液系统**　新生儿出生时血液中红细胞、血红蛋白和白细胞总数均较高,以后逐渐下降;血红

105

蛋白中胎儿血红蛋白（HbF）约占 70%，后逐渐被成人血红蛋白（HbA）替代；由于胎儿肝脏维生素 K 储存量少、凝血因子活性低，易发生新生儿出血症。

6. 神经系统　新生儿脑相对较大，占体重的 10%~20%；脊髓相对较长，大脑皮质兴奋性低，睡眠时间长；足月儿出生时已具有觅食反射、吸吮反射、拥抱反射、握持反射等原始神经反射，在生后 3~4 个月自然消失；巴宾斯基征、凯尔尼格征阳性及腹壁反射、提睾反射不稳定属正常现象。

7. 免疫系统　新生儿可通过胎盘从母体获得免疫球蛋白 IgG，因此，对一些传染病如麻疹有免疫力而不易感染。免疫球蛋白 IgA 和 IgM 则不能通过胎盘，再加上皮肤黏膜薄、屏障作用差，血清补体含量低，白细胞吞噬功能差，因此，新生儿易患感染性疾病。

8. 体温调节　新生儿体温调节功能差，皮下脂肪薄，体表面积相对较大，容易散热；寒冷时无寒战反应而依靠棕色脂肪氧化产热；室温过高时足月儿能通过皮肤蒸发和出汗散热，但如体内水分不足可使体温增高而发生脱水热；室温过低、保暖不当时可发生低体温和寒冷损伤综合征。

9. 能量和体液代谢　新生儿每天基础热量消耗为 209kJ/kg，每天总能量需 418~502kJ/kg，生后第 1 天需水量为 60~100ml/kg，以后每天增加 30ml/kg，直至每天 150~180ml/kg。

10. 特殊生理状态　①生理性黄疸：50%~60% 足月新生儿于生后 2~3 天可出现黄疸，4~5 天达高峰，最迟 2 周内消退，早产儿黄疸多于生后 3~5 天出现，7~9 天消退，最长可延迟到 3~4 周，一般情况良好。②生理性体重下降：新生儿出生数天内因体内水分丢失较多以及胎粪排出，出现体重下降，但一般不超出出生体重的 9%，生后 7~10 天左右恢复到出生时体重。③"马牙"和"螳螂嘴"：新生儿上腭中线和齿龈部位常有黄白色小颗粒，俗称"马牙"，数周内自然消退。新生儿两侧颊部有隆起的脂肪垫，俗称"螳螂嘴"，有利于乳汁吸吮，属新生儿正常生理表现。④乳腺肿大和假月经：由于来自母体的雌激素中断，女婴于生后 4~7 天出现乳腺增大，2~3 周消退；部分女婴生后 5~7 天可出现少量阴道流血，俗称"假月经"，可持续 1 周左右。

组图：新生儿的外观特点

二、新生儿的心理及行为特点

（一）新生儿的心理特点

新生儿在觉醒时对周围环境中的巨响及强光刺激产生无条件定向反射，是一种原始的无意注意，生后第 9~14 天出现第一个条件反射，即被母亲抱起时出现吸吮动作，标志记忆的开始，但也有研究表明在宫内时胎儿期即开始有记忆。新生儿有愉快、不愉快两种情绪反应，都与生理需要是否得到满足相关，其中新生儿消极情绪较多，对寒冷、饥饿、不适等表现出不安、啼哭，而哺乳、抱、摇可使其安静，对成人的声音、触摸做出看、听、安静、愉快等反应。新生儿生后很快就表现出明显的个性差异，有的爱哭，有的比较安静，有的很容易抚慰，有的则很难抚慰，有的吃奶时不受外界干扰，有的注意力容易被分散等。新生儿无想象、无意志、无思维活动。

（二）新生儿的行为特点

1. 新生儿的笑　新生儿已具备愉快的情绪，最早在睡眠时或是接受面颊、腹部的抚摸，听到父母的低声哼唱时，新生儿会出现自发性的微笑，表现为用嘴做怪相，此时，眼睛周围的肌肉并未收缩，脸的其余部分仍保持松弛状态，有人称之为"嘴的微笑"，这是"生理性的微笑"，是生来就有的。

2. 新生儿的视觉、听觉、味觉和触觉

（1）新生儿的视觉：新生儿对光的刺激十分敏感，对光线的明暗变化会做出反应，如闭眼时开了灯，他就会有所反应；新生婴儿看见亮光就会把头转向亮光之处。出生 3 周左右，他就学会注视视野中出现的物体，并追随物体转移视线。新生儿眼睛追随移动东西，是大脑功能正常的表现。新生儿生后 20 多天可出现认生反应。

（2）新生儿的审美：新生儿生下来第一天就喜欢看图案，不喜欢看单色的屏幕，对类似人脸的图形感兴趣，喜欢看自己父母的脸。新生儿天生就喜欢观看动态的物体，不喜欢看静止的物体；喜欢看三维的有趣的东西。识别人脸是新生儿在子宫里就开始发育的先天能力，新生儿出生 15 小时后，就可以认出自己的母亲。

（3）新生儿的听觉：新生儿对强大的声音有瞬目、震颤反应，甚至出现惊吓反应，新生儿听到巨响会有哭叫反应。新生儿能辨别简单的音乐旋律,吵闹时放胎教时使用过的音乐,就会很快安静下来;4周后就具有对不同发音的辨别力;应给新生儿听声音的机会,可以时而听音乐,时而讲话逗笑,时而安静休息,时而唱歌游戏。让新生儿有机会倾听各种声音的变化,感觉到声音时有时无,从而加速他学听的能力。

(4)新生儿的味觉和触觉:新生儿出生后第 1 天,就表现出对浓度高的糖水有兴趣,吸吮强、吃得多;出生 5 天后,能区别乳母和其他母亲乳汁的气味。足月新生儿对不同味道食物反应不同,对苦、酸及咸味显出拒绝的表情;反之,如给以甜食,则表现出乐于接受。

3. 习惯形成　睡眠状态的新生儿均有对连续光和声的反复刺激反应减弱,说明新生儿具备了对刺激有反应、短期记忆和区别两种不同刺激的功能,可以认为这是一种简单形式的学习。

4. 和成人互动　新生儿已具有和成年人互动的能力。新生儿哭是引起成人注意的一种方式,使其需求得到满足。此外,新生儿的表情如注视、微笑和皱眉也可引起母亲的反应。

5. 其他能力　新生儿有模仿成人脸部表情的能力,如能模仿成人张口、撅嘴、吐舌等各种表情动作;新生儿有条件反射形成能力等。

第二节　新生儿保健内容

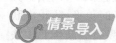

初为人母的顾女士,产后出院回到家,宝宝吃奶、睡眠、大小便都非常正常,宝宝的喂养是全母乳喂养的,但是回家的第 3 天开始就发现宝宝的巩膜有些黄,第 6 天开始顾女士发现宝宝的脐部一直有些脓性分泌物,用棉签擦掉后又会出现,顾女士非常着急。

请思考:

1. 顾女士的宝宝有什么问题?
2. 如何指导顾女士对宝宝的脐部进行护理?

一、保健目的

1. 帮助新生儿适应生后的生活环境与生长方式,使其健康地发育成长。
2. 指导合理喂养,满足新生儿营养需要,保证新生儿正常生长发育。
3. 及时发现疾病先兆,降低新生儿患病率与死亡率。
4. 早期筛查与诊断新生儿遗传代谢及内分泌疾病等,改善其预后。

二、保健措施

(一)成长检测

新生儿期主要是通过家庭访视对其进行成长检测。一般家庭访视 3 次,分别为生后 5~7 天的周访、生后 10~14 天半月访和生后 27~28 天的月访,高危儿或检查发现有异常者应增加访视次数。访视内容主要包括新生儿出生情况、生后的生活状况、新生儿的各种反射活动、体重与身长测量、体格检查以及视、听觉检查等,从而系统观察新生儿的生长发育和营养状况,并指导新生儿喂养、日常护理、预防接种等。每次访视后,填写访视卡,待小儿满月后转至婴幼儿保健管理系统。

(二)育儿指导

1. 适当保暖　新生儿体温调节功能差,为防止体温随环境温度而波动,应保持新生儿于中性温度(指使机体耗氧量最少、代谢率最低、蒸发散热量最少、并能维持正常体温的最佳环境温度)之中,室内备有空调设备,维持室温在 22~24℃、相对湿度在 55%~65%。冬季保暖措施因地制宜,可选用空调、戴帽、母体胸前环抱、母亲袋鼠式环抱等方法,尽量不使用热水袋保暖,防止烫伤,但实在没有条件时可在热水袋外面包裹一层毛巾后放在新生儿棉被外进行保暖。夏季应避免室温过高,新生儿衣服、包被不宜过多、过厚,室内空气应新鲜、流通,保持新生儿体温稳定。遇不明原因哭闹、烦躁,应排除因环境温度不当造成的新生儿不适。

2. 科学喂养 提倡母乳喂养,并尽早开奶。母乳喂养时应采取"竖抱位"即头部略抬起,这是最理想、最符合自然规律的喂奶方式。一般生后 30 分钟内即把新生儿抱送至母亲怀中,使母婴进行裸体接触和吸吮两侧乳头,促进乳汁分泌和母婴相依情感的建立。此后以新生儿饥饿、啼哭为准,实行按需哺乳,两次喂乳之间不喂糖水及调乳制品,待婴儿与母亲协调后逐渐固定喂哺模式,并于生后 2 周起逐渐补充浓缩鱼肝油。

对母乳不足或其他原因不能采取纯母乳喂养者,根据具体情况选用部分母乳喂养或人工喂养。人工喂养者应定时喂养,两次喂乳之间加水、果汁或米汤,以补充水分、维生素;一日喂乳量应根据新生儿能量和水分的需要量计算,分次调配,注意乳液和乳具的消毒与清洁卫生;奶嘴喂养时应避免新生儿吸进空气,喂养完毕应竖抱片刻、轻拍背部,以排出咽下的空气,并给予右侧卧位,以防溢乳。

3. 皮肤和脐部护理

(1) 皮肤护理:新生儿皮肤薄嫩,易被损伤而感染,每天应检查新生儿皮肤的情况。脐带脱落前将身体的上半部与下半部分别清洗,脐带脱落后可用盆浴,每天 1 次,以保持皮肤清洁干燥。头颈、腋窝、外阴、腹股沟等皮肤皱褶处应勤洗,每次大便后用温开水冲洗臀部,并用清洁软布轻轻拭干,以减少分泌物、排泄物的刺激。新生儿衣服、尿布应清洁、柔软、透气、吸水性强、不褪色,并及时更换,防止皮肤损伤。新生儿包裹不宜过紧,更不宜用带子捆绑,应保持下肢的屈曲以利髋关节的发育。新生儿皮肤红斑、胎记、粟粒疹不需特殊处理。

(2) 脐部护理:脐部是天然疮口,极易发生感染,在新生儿脐带脱落前应注意脐部有无渗血渗液,保持脐部清洁干燥。一旦脐部敷料被洗澡水、尿液等浸湿,应及时更换。脐部有渗液者涂 75% 乙醇;有脓性分泌物者涂 3% 过氧化氢和 75% 乙醇,每日 3 次。

4. 预防感染 新生儿居室应清洁卫生、空气新鲜、阳光充足,避免患呼吸道、皮肤感染以及传染病的病人进入新生儿室内,要做好保护性隔离。护理新生儿前要洗手,护理操作要轻柔。保持脐部清洁干燥,注意哺乳卫生,乳具要每日消毒。禁止挑割"马牙",禁止挤压乳腺。

5. 早期教育与训练 新生儿的视、听、触觉已初步发育,可通过反复的视觉、听觉训练,建立各种反射。利用良好的外界环境和某些训练可促进新生儿大脑及其感觉、运动、语言的发育,促使其心理、行为和智力的发展。新生儿出生后即应母婴同室,便于哺乳、母婴接触与情感交流,发展婴儿自主性和安全感。父母要经常爱抚新生儿,轻轻抚摸其头面部,并用和蔼的态度、亲切的语言与其说话、对视,为其唱歌,对其啼哭要及时给予注意和反应,发现并满足其需要,发展新生儿的安全感和信任感。此外,新生儿期可通过优美的音乐、色彩鲜艳的玩具等刺激视、听觉发育。出生 1 周后,可通过皮肤按摩,给予新生儿愉快刺激,2~3 周后每日俯卧 1~2 次,训练抬头动作的发育。

6. 日常观察 密切观察新生儿的体温、呼吸、哺乳、哭声、精神状态、睡眠、大小便、皮肤颜色等,若发现异常情况,及时查找原因,并予以处理。

7. 谨慎用药 新生儿肝肾功能不成熟,对药物的代谢及排泄能力差,药物易在体内蓄积而中毒,因此,新生儿期应谨慎用药,尤其是氯霉素、红霉素、新生霉素、苯巴比妥、阿司匹林等对新生儿有害的药物应禁用或慎用。

(三) 预防接种

依据新生儿免疫特点及现行儿童计划免疫程序,新生儿期应接种乙肝疫苗和卡介苗。

乙型肝炎疫苗免疫计划实行"0-1-6"方案,即于新生儿生后 24 小时内、1 个月时和 6 个月时分别接种 3 次。接种卡介苗 8 周后进行结核菌素试验,试验阳性标志接种成功,阴性者重新接种。

(四) 常见疾病预防

1. 新生儿缺氧缺血性脑病 是因围生期窒息导致的脑缺氧缺血性损害,是新生儿死亡和引起中枢性瘫痪、癫痫、智力低下等后遗症的重要原因。

预防原则：①做好孕期保健,预防及早期发现胎儿宫内窘迫；②提高助产技术,产程中避免滥用吗啡等中枢抑制药,防止新生儿窒息；③新生儿出生后迅速清理口、鼻腔分泌物,保证呼吸道通畅；④推广复苏技术,及时、正确地处理新生儿窒息,作好复苏后的观察监护；⑤加强新生儿护理,预防因误吸、感染、饥饿、寒冷等引起的缺氧。

2. 新生儿感染性疾病　新生儿期常见的感染性疾病有肺炎、脐炎、败血症、破伤风以及TORCH(弓形虫、风疹病毒、巨细胞病毒、单纯疱疹病毒等)宫内感染等。

预防原则：①无菌接生,加强新生儿皮肤、脐部清洁护理,保持新生儿居室、衣服、用具清洁卫生,做好新生儿保护性隔离,适当保暖、防止受凉等。②对急产等没有严格消毒接生的新生儿应在 24 小时内将其残留脐带剪去一段,重新结扎、消毒,并肌内注射破伤风抗毒素(TAT)。

3. 新生儿吸入性肺炎　是新生儿期的常见疾病,包括羊水吸入性肺炎、胎粪吸入性肺炎和乳汁吸入性肺炎。

预防原则：防止胎儿宫内缺氧和分娩时缺氧,是预防羊水或胎粪吸入性肺炎的关键。喂奶时要注意采取正确的姿势,母亲可用拇指和示指轻轻夹着乳晕下方喂哺,以防因奶汁太急引起呛咳。人工喂养时,不要采用奶孔过大的奶嘴。新生儿喂奶后,应将其竖起趴在母亲肩头,轻拍其背,便于以打嗝方式排出胃内空气。

4. 新生儿呼吸窘迫综合征　是因早产、围生期缺氧、严重感染、低体温等导致肺泡表面活性物质缺乏,引起生后不久即出现进行性加重的呼吸窘迫和呼吸衰竭的临床综合征。

预防原则：①预防早产:加强对高危妊娠的监护及治疗；对欲行剖宫产或提前分娩者,应测量胎儿双顶径和羊水中卵磷脂和鞘磷脂的比值(L/S值),判定胎儿大小和胎肺成熟度。②促进胎肺成熟:对孕 24~34 周有早产迹象的孕妇,胎儿出生前 48 小时给孕妇肌注糖皮质激素,可明显降低新生儿呼吸窘迫综合征的发病率。③替代治疗:对胎龄 24~34 周出生的早产儿,力争在生后 30 分钟内(最迟不超过 24 小时)应用肺泡表面活性物质。此外,预防围生期感染、窒息、缺氧、低体温等,可降低呼吸窘迫综合征的发生率。

5. 新生儿颅内出血　主要是由围生期缺氧、产伤所致的脑内血管通透性增加或破裂出血,也可由维生素 K 缺乏、大量快速输液等引起,是新生儿常见的脑损伤,病死率较高,存活者部分可留有永久性神经系统后遗症。

预防原则：①做好孕期保健,预防早产、难产、急产；②提高助产技术,避免滥用缩宫素、中枢抑制药,预防产伤及窒息缺氧；③对早产、难产、手术产、出生时窒息者以及母亲孕期应用苯巴比妥、苯妥英钠等药物的新生儿,肌注维生素 K_1；④避免对新生儿大量快速输液,慎用高渗液体,防止损伤脑血流自主调节功能。

6. 新生儿黄疸　又称新生儿高胆红素血症,是由于胆红素在体内积聚而引起的皮肤、巩膜等黄染的现象,分为生理性和病理性两种。病理性黄疸常于生后 24 小时内出现,持续时间:足月儿 >2 周、早产儿 >4 周,一般情况差,伴有原发病的症状。

预防原则：做好产前咨询和孕期保健,指导孕妇预防和治疗感染性疾病,防止溶血病和败血症发生；新生儿出生时接种乙肝疫苗；帮助促进胎便的排出；若为葡萄糖 –6– 磷酸脱氢酶(G–6–PD)缺陷者,忌食蚕豆及其制品,不穿有樟脑丸气味的衣服,避免使用磺胺等诱发溶血的药物。

第三节　早产儿和低出生体重儿保健

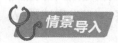

　　社区张阿姨家儿媳一周前顺产一 35 周的早产儿,体重 2100g,刚开始奶瓶喂养,妈妈向你诉说宝宝需要 25 分钟左右才能把奶吃完,而且中间会出现 1~2 次呼吸暂停,宝宝每天的体重增长为 25g 左右,体温正常。

请思考：

1. 宝宝出现呼吸暂停如何处理？
2. 如何指导妈妈给孩子喂养？

早产儿（premature infant）又称未成熟儿，是指 28 周 ≤ 胎龄 <37 周的新生儿。低出生体重儿是指出生体重 <2500g 的新生儿。早产儿、低出生体重儿全身各系统发育更不完善，调节和适应的能力更差，对保健措施的要求更高。

（一）保暖

早产儿体温调节中枢发育差，皮下脂肪薄、易散热，糖原和棕色脂肪少、产热少，常不能维持正常体温，易发生寒冷损伤综合征。因此，早产儿生后需立即保暖，条件允许者可置于暖箱中保暖，调节并保持箱温于中性温度。无条件使用暖箱保暖者，可选用远红外线辐射床、塑料袋外套或包被、帽子等保暖措施，切忌使用热水袋或暖宝宝等保暖措施，防止烫伤。早产儿汗腺发育也差，环境温度过高时，体温可随之升高，应加强监测，使腋下温度维持在 36~37℃，昼夜波动不超过 1℃。

（二）喂养

早产儿吸吮能力差，吞咽反射弱，喂乳时易呛咳、误吸，引起吸入性肺炎，甚至窒息、死亡；胃容量更小，贲门括约肌松弛，极易发生溢乳；各种消化酶活力不足，易出现消化功能紊乱；肝糖原储备少，喂养不当时易发生低血糖。因此，早产儿喂养较困难。

早产儿喂养以母乳作为首选，无母乳者选用早产儿配方乳，应尽早喂乳，以防发生低血糖。每次喂乳量因体重不同而异，出生体重 <1000g 者，开始喂乳量为每次 0.5~1ml，间隔 6 小时喂哺，1000~1500g 者为 1~2ml 间隔 4 小时喂哺，如果喂养能耐受，可逐渐缩小间隔时间直至每间隔 2 小时喂养一次。1500~2000g 者为 3~5ml 间隔 2 小时喂哺，>2000g 者为 5ml 间隔 2 小时喂哺；以后根据食欲及消化能力逐渐增加，每次增加 1~2ml。随着喂乳量的增加，间隔时间可适当延长至每 3 小时喂哺一次。

根据早产儿的吸吮、吞咽能力确定喂养方式，能吸吮者直接喂哺母乳，吸吮能力差者采用滴管喂养，吸吮、吞咽能力均差者应用胃管喂养。喂乳时速度要慢并观察有无呛咳、发绀，防止误吸。喂乳后置右侧卧位，观察有无溢乳、呕吐、发绀等现象，防止窒息。注意观察食欲、大便情况，了解有无腹胀、腹泻等，判断消化功能。应每日测量体重，了解营养供给是否充足，早产儿理想的体重增长为 10~15g/（kg·d）。生后 10 天后补充维生素 A、D，第 4 周添加铁剂，并加用维生素 E、钙等。

（三）呼吸管理

早产儿呼吸中枢尚不成熟，肺及肋间肌、膈肌发育也不健全，呼吸表浅且节律不整，常出现周期性呼吸（呼吸停止 <20 秒，不伴心率减慢及发绀）、呼吸暂停（呼吸停止 >20 秒，伴心率 <100 次/分及发绀）；咳嗽反射弱，易发生分泌物堵塞。因此，早产儿应保持头稍后仰位（仰卧位时可在肩下放置软垫），避免颈部屈曲，并及时清理呼吸道分泌物，防止呼吸道梗阻。密切观察呼吸、心率、皮肤颜色等，出现缺氧、发绀，应查找原因，并给予吸氧，吸氧浓度以经皮血氧饱和度应维持在 88%~93% 为宜，可采用空氧混合仪进行氧浓度的调节，缺氧症状缓解时，停止吸氧，避免高浓度、长时间吸氧而导致早产儿视网膜病。出现呼吸暂停时，轻者可通过拍打足底、托背呼吸、放置水囊床垫等使其恢复呼吸，重者经面罩或气管插管用简易呼吸器复苏，并查找原因，转入 NICU 进行监护和治疗。

（四）预防出血与感染

早产儿凝血功能差，具有出血倾向，出生后应肌注维生素 K_1 1mg/kg，每日 1 次，连用 3 日。早产儿免疫力低下，更易发生感染，应严格执行消毒隔离制度，早产儿室及其接触的物品均应定期消毒，室内地板、床架、暖箱等应用湿式清洁。加强对脐、口腔、臀部等皮肤的清洁护理与观察，一旦发现感染，及时处理。

（张云涵）

思考题

1. 一健康女婴,出生后第 4 天发现乳腺肿大,第 5 天出现阴道血性分泌物被父母送来医院。该女婴怎么了,如何护理?

2. 社区李阿姨家儿媳足月顺产一体重 3.5kg 女婴,李阿姨视其为掌上明珠,非常重视孙女的养育,又担心以前自己养孩子的观念陈旧,不知如何是好,就来到社区卫生服务中心求助,咨询了有关孩子养育的问题。在日常护理中,指导李阿姨应注意哪些问题?

思路解析　　扫一扫,测一测

学习目标

1. 掌握婴儿保健措施。
2. 熟悉婴儿保健目的。
3. 了解婴儿的生理、心理及行为特点。
4. 能够进行婴儿期保健指导。
5. 具有关爱婴儿,耐心细致护理的意识和基本能力。

婴儿期是指从出生到满 1 周岁。此期是儿童生长发育最快的时期,营养需求量相对较大,消化吸收功能、免疫功能尚不成熟,容易发生消化功能紊乱和营养失调,感染性及传染性疾病患病率高。此期保健重点是合理喂养,促进婴儿身心健康发展,预防婴儿常见病、传染性疾病、传染性疾病的发生,有计划地进行预防接种,并注重卫生习惯的培养和注意消毒隔离。

第一节 婴儿的特点

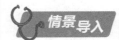 **情景导入**

小美,女,12 个月。出生时体重为 3kg,到儿童保健门诊检查生长发育状况,结果体重为 9.2kg,身高 75cm。

请思考:

1. 小美的体重、身高正常吗?
2. 若小美发育正常,她的头围、胸围为多少?

一、婴儿的生理特点

婴儿期是新生儿期的延续,各系统功能逐渐成熟,身心获得进一步发展,但与年长儿和成人相比,生理状态还存在较大差异。

(一) 生长发育快,营养需求量大

婴儿期是生长发育最迅速的时期。1 岁时体重相当于出生时体重的 3 倍,身长 75cm 相当于出生时的 1.5 倍,头围与胸围相等约为 46cm,头围比出生时增加了 12cm,乳牙逐渐萌出,感知觉、运动功能

 笔记

和语言迅速发育,1岁时可独走,能叫出物品的名字。由于生长发育快,营养需要量大,如总能量的需要量平均为460kJ/(kg·d),水的需要量为150ml/(kg·d)。

(二)消化功能不完善

婴儿3个月以下唾液腺发育较差,唾液分泌量少,口腔黏膜干燥易受损伤。由于牙齿还未萌出,缺乏咀嚼功能。婴儿口底浅,不会及时吞咽唾液,常发生生理性流涎。胃肠动力弱,各种消化酶的分泌均较年长儿量少、活力低,并易受天气炎热和各种疾病的影响而被抑制。婴儿肝血管丰富,肝细胞再生能力强,不易发生肝硬化,但肝功能不成熟,解毒能力差,故在缺氧、感染、中毒等情况下易发生肝肿大和变性。由于婴儿消化功能较差,而营养需求量相对较大,若喂养不当则易发生消化不良或营养不良。

(三)免疫功能差

婴儿的免疫功能发育不成熟,防御能力差。婴儿从母体获得的IgG在生后3~5个月逐渐消失,而自行合成IgG的能力要到3~5岁才达成人水平。IgM不能通过胎盘,故婴儿体内IgM含量低,易发生革兰阴性细菌感染。婴儿期SIgA也缺乏,易患呼吸道及消化道感染。

(四)睡眠时间长,周期短

婴儿由于大脑皮质兴奋性较低,睡眠时间长,每日长达14~18小时,但睡眠周期短,每周期约60分钟。3个月以内婴儿大多要夜醒几次。3~6个月开始建立睡眠规律,夜醒1~2次。婴儿睡眠时间过少,可影响身体发育;睡眠时间过长,影响婴儿活动的时间。过度兴奋与疲劳可影响婴儿睡眠,成人的拍、抱、摇以及哺乳和音乐可帮助婴儿建立睡眠规律,但应防止婴儿对此形成依赖。

(五)其他生理特点

婴儿期呼吸、心率较快,呼吸30~40次/分,心率110~130次/分,一般体温每升高1℃,心率增快10~15次/分。由于婴儿呼吸黏膜柔嫩,血管丰富,管腔相对狭窄,易发生感染。感染后因局部充血水肿,易导致呼吸道阻塞,引起呼吸功能不全。婴儿四肢肌张力较高,兴奋和抑制易于扩散并形成泛化反应,遇到较强刺激易发生昏睡或惊厥等。觅食、拥抱、握持、吸吮等原始反射于生后3~4个月逐渐消失。婴儿在出生后2~3个月出现“生理性贫血”,血中红细胞数降至3.0×10^{12}/L,血红蛋白降至100g/L左右,3个月后缓慢增加。婴儿期淋巴细胞比例高于中性粒细胞。婴儿肾小球的滤过率低,肾小管的浓缩、重吸收和排泄功能均较差,对水及电解质的平衡调节差,故易发生水电解质紊乱及代谢性酸中毒。6个月后肾功能逐渐加强,1~1.5岁达成人水平。

二、婴儿的心理及行为特点

(一)注意与记忆

注意是心理活动对一定对象的指向和集中。注意分有意注意和无意注意,婴儿以无意注意为主,凡是鲜艳、新颖、具体形象和变化的事物均能自然而然地引起婴儿注意。2~3个月的婴儿开始注意新鲜事物,5~6个月时出现短时集中注意。随着婴儿的注意不断发展,1岁左右萌发有意注意。记忆是人脑对经验过事物的识记、保持、再现或再认的过程。记忆和注意密切联系,1岁以内的婴儿只有再认而无再现。2~3个月婴儿能用眼睛去寻找从视野中消失的玩具,表明已有短时记忆;3~4个月出现对人的认知;5~6个月能辨认自己的母亲与陌生人,但其记忆特点是保存时间短,记得快、忘得快。在婴儿情绪良好的前提下,生动的玩具、游戏、儿歌等能提高其随意注意,同时也可增强其记忆。

(二)思维、想象与情绪

思维是运用理解、记忆、综合分析能力来认识事物的本质和掌握其发展规律的一种精神活动。婴儿的思维是直觉行动思维,即思维过程离不开感知和动作,如拿着气球说“气球”。当感知和动作中断,思维就中断。想象是人感知客观事物后在脑中创造出新的思维活动。婴儿无想象,1~2岁幼儿才有想象的萌芽。情绪是个体生理或心理需要是否得到满足时的心理体验和表现。婴儿的情绪特点是时间短、反应强、变化快、外显而真实。3个月后的婴儿积极情绪增多,如亲人怀抱时、吃饱后、温度适宜、轻松悦耳的音乐等,均可使婴儿出现愉快的情绪。6个月婴儿开始怯生,并开始依恋母亲,安全的依恋会为其个性发展奠定良好的基础。

（三）气质、性格与意志

多数婴儿的气质属易抚育型，少数属难抚育型，还有介于两者之间的缓慢型和兼有以上两种或三种类型特点的混合型。性格是人的个性特征的一个标志。婴儿性格尚未定型，此期主要是发展信任感–不信任感，如能及时满足婴儿的生理需要，则产生信任感；反之，就会产生对人和世界的不信任感和不安全感，并影响以后的性格发展。意志为自觉地、主动地调节自己的行为，克服难以达到预期目标或完成任务的心理过程。婴儿期意志开始萌芽，表现欲用一些动作达到某种结果。

（四）语言与行为

婴儿期语言与行为发展迅速，婴儿期语言和适应能力的发育过程见表11–1。

表 11–1　婴儿期语言和适应能力的发育过程

年龄	语言	适应周围人物的能力与行为
新生儿	能哭叫	铃声使全身活动减少；或哭渐止，有握持反射
2个月	发出和谐的喉音	能微笑，有面部表情；眼随物转动
3个月	咿呀发音	头可随看到的物品或听到的声音转动180°；注意自己的手
4个月	笑出声	抓面前物体；自己玩弄手，见食物表示喜悦；较有意识的哭和笑
5个月	能喃喃地发出单词音节	伸手取物；能辨别人声；望镜中人笑；
6个月	能听懂自己的名字	能认识熟人和陌生人；自拉衣服；自握足玩
7个月	能发"爸爸""妈妈"等复音，但无意识	能听懂自己的名字；自握饼干吃
8个月	重复大人所发简单音节	注意观察大人的行动；开始认识物体；两手会传递玩具
9个月	能懂几个较复杂的词句，如"再见"等	看见熟人会手伸出来要人抱；或与人合作游戏
10~11个月	开始用单词，一个单词表示很多意义	能模仿成人的动作；招手、"再见"；抱奶瓶自食
12个月	能叫出物品的名字，如灯、碗；指出自己的手、眼	对人和事物有喜憎之分；穿衣能合作，用杯喝水

视频：教婴儿认识周围的世界

第二节　婴儿期保健内容

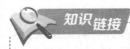

儿童气质类型

现代儿童气质理论将儿童气质分为4种类型：①易养型：生物功能规律，易接受新事物和陌生人，情绪多为积极、反应中等，适应快，易抚养，约占儿童的40%。②难养型：生物功能不规律，对新事物和陌生人退缩，适应慢，经常表现消极情绪且反应强烈，难抚养，约占儿童的10%。③启动缓慢型：对新事物和陌生人最初反应是退缩，适应慢，反应强度低，消极情绪较多，约占儿童的15%。④中间型：是以上几种类型的混合类型，约占30%。了解儿童气质特点，预测儿童的行为问题，并针对不同的气质特征采取不同的抚养方式和教育方式，即注重与气质特点的"调适"，将有助于预防行为问题的发生。

笔记

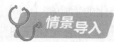

情景导入

　　佳佳,12个月,还未出牙。于是妈妈带她去医院咨询,医师问询检查后,发现佳佳各项成长指标都落后于同龄儿,同时了解到佳佳一直在用母乳喂养,没有添加任何辅食。由于怕宝宝出门着凉生病,所以妈妈很少带她参加户外活动。

请思考:

1. 佳佳为什么会出现这些情况?
2. 应该如何避免这种情况发生?

一、保健目的

1. 创造良好的生活环境和条件,促进婴儿的正常发育,健康成长。
2. 定期进行健康检查与成长检测,早期发现婴儿生长发育偏离,早期干预。
3. 做好婴儿喂养、预防接种、感染预防、体格锻炼等,降低婴儿患病率与死亡率。

二、保健措施

(一)成长检测

　　成长检测是连续纵向观察个体婴儿的生长趋势及心理发育信息,以早期发现生长发育偏离,并及时分析原因,采取相应措施进行干预。婴儿期一般每1~2个月检测1次,高危儿、体弱儿适当增加检测次数。检测内容包括:①体格发育指标测量及评价。检测的重点是体重和身长,通过定期、连续、准确地测量婴儿体重、身长,并在婴儿生长发育图中画体重、身长增长曲线,根据曲线变化趋势,评价婴儿体重、身长发育状况,并分析查找原因。②询问个人史、既往史、家庭环境与教育等。③全身系统检查。④常见病的实验室检查以及临床可疑疾病的实验筛查。

(二)育儿指导

　　1. 合理喂养　4~6个月内的婴儿宜采用纯母乳喂养,不能纯母乳喂养者正确选择配方乳,并从4个月开始逐渐添加辅助食物。给婴儿添加辅助食物的时间和过程应与婴儿的接受能力相适应,具体步骤和方法见表11-2。

表 11-2　婴儿辅助食物的添加

月龄	食物性状	引入的食物	餐数		进食技能
			主餐	辅餐	
4~6个月	泥状食物	含铁配方米粉、配方奶、菜泥、水果泥、蛋黄	6次奶(断夜间奶)	逐渐加至1次	用勺喂
7~9个月	末状食物	粥、烂面、菜末、蛋、鱼泥、豆腐、肉末、肝泥、水果	4次奶	1餐饭 1次水果	学用杯
10~12个月	碎食物	软饭、碎肉、碎菜、蛋、鱼肉、豆制品、带馅食等	3餐饭	2~3次奶 1次水果	断奶瓶 手抓食 自用勺

　　2. 体格锻炼

　　(1) 开窗睡眠:从夏季开始,室温保持在18~20℃,最低不低于14℃,床不要靠窗太近,避免对流风,脱穿衣服时要关窗,冬季开窗要小,防止受凉。

　　(2) 婴儿抚触:依次在婴儿面部、胸部、腹部、四肢、背部有规律地轻轻滑动触摸与捏握。每日早晚各进行1次,每次15分钟。抚触时应注意保暖,防止皮肤划伤。

(3) 户外活动：一年四季均可进行，可增强婴儿的体温调节功能及对外界气温变化的适应能力，同时可预防佝偻病的发生。夏季可从生后 3~4 周开始在户外阴凉处活动或睡眠片刻，冬天应先在室内开窗呼吸新鲜空气，适应冷空气后再移至室外。开始每日 1~2 次，每次 10~15 分钟，待婴儿适应后逐渐延长到 1~2 小时。夏季可多暴露皮肤，在屋檐、树荫下进行。冬季仅暴露面部、手部，冬季应注意身体保暖，在阳光下活动。活动形式因月龄及活动能力的不同而异，活动场所应空气新鲜，避免去人群拥挤的地方。

(4) 水浴：新生儿脐带脱落后即可进行温水沐浴，盆中水量以婴儿半卧位时锁骨以下部位浸入水中为宜，每次 7~12 分钟，每日 1~2 次。7~8 个月以上婴儿可进行擦浴，用半干的温湿毛巾从四肢开始，做向心性擦浴，每次 5~6 分钟，每日 1 次。水浴时室温应在 24~26℃以上，开始水温宜 39℃，以后逐渐降至 35℃左右。浴毕用干毛巾轻擦皮肤至微红，防止受凉。

(5) 婴儿体操：从 2 个月开始，在成人帮助下对 2~6 个月婴儿进行四肢伸屈运动（被动体操），每日 1~2 次。6~12 个月婴儿应在成人适当扶持下进行四肢及躯体的运动（主动体操），包括训练爬、坐、仰卧起身、扶站、扶走、双手取物等运动。

3. 日常护理　婴儿居室应阳光充足，通风良好，空气新鲜。冬季室温保持在 18~20℃，湿度保持在 55%~60%。避免与急性感染性、传染性疾病病人接触。婴儿衣着以清洁、干燥、柔软、宽松、穿脱方便为宜，襁褓不宜过厚、过紧。婴儿期常见的意外事故有：异物吸入、窒息、中毒、跌伤、触电、溺水和烫伤等，家长需加强安全管理与看护。

4. 培养良好生活习惯

(1) 睡眠习惯：3~4 个月后应逐渐停止夜间喂哺，以保证夜间睡眠，日间睡眠 2~3 次，每天睡 15~16 小时。睡前宜沐浴、如厕，不要过度兴奋，可利用固定乐曲催眠，不吸吮乳头，不摇、不抱、不拍，逐渐培养规律睡眠的习惯。

(2) 饮食习惯：4~6 个月开始添加辅食，逐渐训练用勺、杯、碗、筷进食、饮水，培养均衡膳食习惯及独立进食能力。注意饮食卫生，定时、定量进食，不偏食、不挑食、不吃零食。进食氛围要和谐，婴儿进食时避免对其进行奖惩或强迫进食。

(3) 排便习惯：观察婴儿排便规律，3 个月开始训练定时大、小便，8~9 个月后训练大、小便坐盆，而后训练控制大、小便，随着条件反射建立，可逐渐养成主动、定时排便习惯。

(4) 卫生习惯：婴儿晨起应洗脸、洗手，每日洗澡，勤换衣裤，哺乳后喂少量温开水清洁口腔。注意饮食卫生，不咬啃手指和玩具，不随地大小便，不乱抛果皮、纸屑等。

5. 教育教养　婴儿期教育没有固定的模式与方法，应依据婴儿心理、行为发展规律，进行适时适当教育。3 个月以内，选择颜色鲜艳的玩具，悬吊在床的上方，使婴儿正面视物，训练两眼视物，刺激脑功能。3 个月开始用不同颜色、形状各异和发声的玩具逗引婴儿看、听与触摸，促使感知觉发育；并用温柔的声音表示鼓励，用严肃的声音表示禁止，锻炼婴儿分辨声调和培养分辨对错的能力。4 个月后，对婴儿无意识的发音及时给予应答或微笑，促进语言和社会性应答能力发展。7 个月后，引导婴儿看新鲜的和感兴趣的事物，培养注意能力；同时引导其观察周围环境，使其逐渐认识和熟悉常见的事物，而后再以询问方式让其看、指、找，促使视、听与心理活动相联系。在抚养婴儿过程中，成人应经常对婴儿微笑、说话、唱歌、讲故事，对其进行抚摸，让其看图片、听音乐，主动给其玩具，与其做游戏等，稳定婴儿情绪。多用鼓励性语言、声调、表情引导婴儿活动，促使亲子关系建立。常给予婴儿摇、抱和背等刺激，促进运动发育。

（三）预防接种

预防接种是把疫苗（用人工培育并经过处理的病菌、病毒等）接种在健康人的身体内使人在不发病的情况下，产生抗体，获得特异性免疫。

1. 计划免疫程序和种类　计划免疫程序是指接种疫苗的先后顺序及要求根据 2008 年我国卫生部颁布的《扩大国家免疫规划实施方案》的要求，婴儿必须按计划接种乙肝疫苗、卡介苗、脊灰疫苗、百白破疫苗、麻疹疫苗、流脑疫苗、乙脑疫苗，现将婴儿计划免疫程序见表 11-3。

2. 预防接种的注意事项

(1) 严格掌握禁忌证：患急性传染病（包括疾病恢复期）、慢性消耗性疾病、活动性肺结核、先天性免疫缺陷疾病、过敏性疾病、肝肾疾病以及发热的儿童均不能接种疫苗;正在接受免疫抑制剂治疗的儿童,应尽量推迟常规的预防接种;近1个月内注射过免疫球蛋白者,不能接种活疫苗;某些疫苗还有特殊的禁忌证,应严格按照使用说明执行。

表 11-3　婴儿计划免疫程序

疫苗	预防疾病	初种年龄	复种年龄	接种方法	接种部位
卡介苗	结核病	出生3天内	接种后于7岁、12岁复查,结核菌素试验阴性时加强	皮内注射(ID)	左上臂三角肌上缘
乙肝疫苗	乙型肝炎	0、1、6个月	周岁时复查,免疫成功者:3~5年加强;免疫失败者:重复基础免疫	肌内注射(IM)	上臂三角肌
脊灰疫苗	脊髓灰质炎	2、3、4个月	4岁加强	口服(PO)	
百白破疫苗	百日咳、白喉、破伤风	3、4、5个月	18~24月龄加强	有吸附制剂者肌内注射(ID)无吸附制剂者皮下注射(IH)	上臂外侧
麻疹疫苗	麻疹	8个月	7岁加强	皮下注射(IH)	上臂外侧
乙脑减毒活疫苗	流行性乙型脑炎	8个月	2岁时加强一次	皮下注射	上臂外侧
A群流脑疫苗	A群流行性脑脊髓膜炎	6、9个月		皮下注射	上臂外侧

(2) 严格执行免疫程序:掌握接种的剂量、次数、间隔时间和不同疫苗的联合免疫方案(一般接种活疫苗后需隔4周、接种死疫苗后需隔2周,再接种其他疫苗)。及时记录及预约,交代接种后的注意事项及处理措施。

(3) 严格执行查对制度及无菌操作原则:接种时需仔细核对小儿姓名、年龄、疫苗名称等,如为活疫苗只用70%~75%乙醇消毒;抽吸后如有剩余药液放置不能超过2小时;接种后剩余活菌苗应烧毁。

(4) 其他:2个月以上婴儿接种卡介苗前应做结核菌素试验,阴性者才能接种;脊髓灰质炎疫苗冷开水送服,且服用后1小时内禁热饮。接种麻疹疫苗前1个月及接种后2周避免使用胎盘球蛋白、丙种球蛋白制剂。

3. 预防接种的反应

(1) 一般反应:是指由疫苗本身所引起的反应。大多为一过性,在24小时内出现,主要表现为红、肿、热、痛,可伴有食欲减退、全身不适、乏力等。反应程度因个体而有所不同,一般持续2~3天不等。反应轻者不必处理,反应较重者可做局部热敷。

(2) 异常反应:极少数儿童可能出现晕厥、过敏性休克、过敏性皮疹、血管神经性水肿等。一旦发生,应立即抢救或治疗。

(3) 偶合症:是指受种者正处于某种疾病的潜伏期,或者存在尚未发现的基础疾病,接种后巧合发病,因此,偶合症的发生与疫苗接种无关,仅是时间上的巧合,如冬季偶合流感,夏季偶合腹泻等。

(四) 常见疾病及意外伤害的预防

1. 缺铁性贫血　最主要的原因是铁的摄入不足,先天储铁不足、生长发育过快、铁丢失过多、或吸收障碍也可引起缺铁。主要表现皮肤黏膜苍白,以唇、口腔黏膜和甲床最明显;易疲乏,不爱活动;体

视频:婴儿
计划免疫

重不增或增长缓慢;由骨髓外造血引起的肝脾肿大;食欲减退,烦躁不安等。

预防原则:①妊娠期及哺乳期母亲需要加强营养,适当增加铁的摄入;②提倡母乳喂养,生后 4~6 个月开始添加含铁辅食,人工喂养时推广使用铁强化食品,鲜牛乳喂养要加热处理;③合理搭配饮食,维生素 C、果汁等,利于铁的吸收,培养良好的饮食习惯;④对早产儿、低出生体重儿 2 个月左右给予铁制剂预防。积极防治婴儿腹泻、感染、慢性失血等。

2. 维生素 D 缺乏性佝偻病　主要是因日光照射不足、维生素 D 的摄入不足、生长发育的速度快、腹泻、肝胆及肾脏疾病影响维生素 D 的吸收或代谢障碍。主要表现为神经、精神症状(易激惹、夜惊、盗汗等),骨骼改变,运动功能发育迟缓、免疫力低下等。

预防原则:①孕母和婴儿都要多进行户外活动,多晒太阳,促进内源性维生素 D 的产生;②合理喂养,按时添加辅食,出生后两周开始补充维生素 D 制剂 400IU/ 天,4 个月开始逐步添加动物的肝、肾、蛋黄等富含维生素 D 的食物;③孕妇和乳母应平衡膳食,进食富含维生素 D 和钙的食物;④积极防治婴儿腹泻、肝胆及肾脏疾病等。

3. 急性呼吸道感染　其发生与婴儿呼吸系统发育不完善、免疫功能差有关。受凉、劳累等为主要诱因,居室空气污浊、通风不良等均促使感染发生。主要表现为发热、咳嗽、气促、呼吸困难和肺部啰音。

预防原则:①合理营养,适当锻炼,增强抗病能力;②加强日常护理,注意保暖,保证睡眠充足,避免与呼吸道感染病人密切接触;③按时预防接种,预防传染病,防治营养性疾病;④居室定时开窗通风,保持空气新鲜、流通,必要时用食醋熏蒸进行空气消毒。

4. 腹泻　常由肠内感染、肠外感染、饮食不当、食物过敏、气候骤变、滥用抗生素等因素所致,也与婴儿的消化系发育不成熟,免疫力低下有关。主要表现为大便次数增多和大便性状改变。

预防原则:①合理喂养,注意食物要新鲜、清洁;②加强日常护理,气候变化时防止受凉或过热;③避免滥用抗生素,防止肠道菌群失调。④加强体格锻炼,防治营养性疾病。

5. 泌尿系统感染　婴儿机体抵抗力及泌尿道局部防御功能差,加之使用尿布,尿道口常被细菌感染,特别是女婴极易发生逆行性泌尿系感染,泌尿道畸形也增加了感染的危险。

预防原则:①加强婴儿营养与护理,注意尿布、外阴清洁卫生,防止细菌污染尿道口;②及时矫治泌尿道畸形,防止尿路梗阻;③导尿与泌尿系器械检查时严格无菌操作。

6. 婴儿意外伤害　婴儿期常见的意外伤害有窒息、烧伤、跌落伤、切割伤、触电、中毒等,是造成婴儿伤残和死亡的重要原因。

预防原则:①加强安全管理与看护。3 个月以内婴儿要防止因吸入溢乳或被褥掩盖口鼻而窒息。居室的窗户、阳台、楼梯、婴儿睡床应设栏杆。安全设置电器、电源,妥善存放热水瓶、剪刀、药品、杀虫剂等危险品。玩具不带尖、带刺或过小。禁止婴儿爬高、趴窗、爬楼梯等。②加强对家长及保教人员的教育,使其对意外伤害有较强的预见性,能及时发现和排除可能引起意外伤害的危险因素,使婴儿在家庭内外均有一个良好的保护环境。

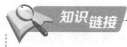

抗生素相关性腹泻

抗生素相关性腹泻是指应用抗生素之后发生的、与抗生素有关的腹泻。其病因、发病机制复杂。除一些抗生素可降低碳水化合物的运转和乳糖酶水平外,还因为长期、大量使用广谱抗生素破坏了肠道正常菌群,引起肠道菌群失调,肠道中益生菌的数量明显下降,而耐药性的金黄色葡萄球菌、铜绿假单胞菌、难辨梭状芽胞杆菌、白色念珠菌等大量繁殖,引起药物难以控制的肠炎。杜绝滥用抗生素是预防抗生素相关性腹泻的关键。

(高莉莉)

1. 林林是 4 个月大的女婴,近两日感冒出现发热,并伴有腹泻。今日接到预防保健院的通知,要为林林接种疫苗。按接种程序林林需要接种什么疫苗？林林现在能否接种疫苗？

2. 芳芳是 5 个月大的女婴,纯母乳喂养常发生吐奶,家长带其到医院就诊,未检查出器质性病变,但发现芳芳各项成长指标都落后于同龄儿,同时了解到芳芳一直在用母乳喂养,没有添加任何辅食,由于怕宝宝出门着凉生病,所以妈妈很少带她参加户外活动。芳芳为什么会出现这些情况？应该如何避免这种情况发生？

3. 小明是 4 个月大的男婴,以配方奶为主要食物。近日来,妈妈发现小明睡觉时常常突然惊醒、哭闹不止,难以安抚,而且多汗。小明为什么会出现这些情况？对该病的预防原则有哪些？

思路解析　　　扫一扫，测一测

实 践 一 优 生 咨 询

【实践目的】

1. 掌握婚前、孕前、孕期优生咨询及遗传咨询的主要评估内容。
2. 学会婚前、孕前、孕期优生咨询及遗传咨询的指导方法。
3. 培养学生人文素质,能对咨询者进行人文关怀和帮助。

【时间安排】

2学时。

【实践地点】

多媒体教室、实践技能训练室、条件许可者可到医院优生咨询门诊。

【实践准备】

1. 婚前、孕前、孕期优生咨询及遗传咨询视频资料和多媒体教学设备。
2. 检查床。
3. 男性、女性检查模型。
4. 情景模拟授课可准备1~2位标准化咨询者(不同病史)。
5. 条件许可者预先联系医院优生咨询门诊见习。

【实践内容及步骤】

(一) 婚前优生咨询

1. 观看婚前视频资料 观看前布置思考题,让学生带着问题观看和预习,观看后进行讨论和总结。

(1) 婚前优生咨询应指导即将结婚的男女进行哪些检查?

(2) 病史评估哪些方面? 如何进行相应指导?

(3) 如何进行生殖器卫生指导、性知识指导和避孕知识指导?

2. 婚前检查指导

(1) 检查男女双方的生殖器是否正常

1) 男性:主要检查其生殖器发育的情况是否与年龄相符合,有无畸形以及可否通过手术矫正。

阴茎:大小是否与年龄相符,是否有尿道上裂、尿道下裂、包皮过长和包皮炎等。

包皮:是否过长、有无包茎。

阴囊:是否有睾丸鞘膜积液和阴囊象皮肿。

睾丸:位置、质地、压痛,双侧是否相等、大小是否正常、有无鞘膜积液。

附睾:双侧大小、有无结节、压痛。

精索:输精管粗细是否有结节,是否有先天性输精管缺如,检查精索是否有精索静脉曲张及部位、程度。

其他:注意是否有两性畸形,必要时需作肛门检查前列腺和精囊。

2) 女性:要求检查对象排空膀胱,帮助被检查者处于膀胱截石位,并与其进行交流,缓解紧张情绪。检查项目有:①妇科检查;②阴道分泌物采集;③乳房检查。

(2) 全身体格检查：如身高、体重、血压等。

(3) 实验室检查：包括血常规、尿常规、胸部透视、肝功能、血型；女性阴道分泌物检查；男性做精液常规检查。

3. 婚前咨询病史评估及指导

(1) 病史评估：女性的月经史、婚育史，是否有家族史、遗传病、传染病等；男性是否遗精，是否有家族遗传病、传染病等。

(2) 指导

1) 禁止结婚：近亲、重度智力低下、精神分裂症、患有无法矫正的生殖器官畸形等应避免结婚。我国新的《婚姻法》明文规定：直系血亲和三代以内旁系血亲禁止结婚，目的是为了减少或避免致病基因的遗传加重与传播。

2) 暂缓结婚：①法定"指定传染病"如梅毒、艾滋病、淋病、麻风病等及其他处于传染期的传染病病人应暂缓结婚。②重要脏器疾病伴功能不全：如心脏病、肝肾疾病、肺部疾病、甲状腺功能亢进未治愈前暂不宜结婚。③凡生殖器官畸形并确定在矫形手术后可进行正常性生活者，如女方的先天性无阴道、阴道纵隔或横膈，男方的阴茎包皮过长、包茎或尿道下裂等，均应先手术治疗后再结婚。

3) 不宜生育：①严重的遗传病，因丧失自主生活能力，无有效治疗方法，子代再发风险高，很难避免出生严重遗传病患儿，故不宜生育。若男女双方同意，可在婚前施行绝育术。②严重重要脏器疾病，妊娠后可能危及孕产妇生命安全的，也不宜生育，已妊娠者应建议其尽早终止妊娠。

（二）孕前优生咨询

1. 观看孕前优生咨询视频资料　观看前布置思考题，让学生带着问题观看和预习，观看后进行讨论和总结。

(1) 孕前优生咨询应指导咨询者进行哪些检查？

(2) 如何进行孕前评估和优生指导？

2. 孕前评估和检查　准备怀孕的夫妇在妊娠前 3~6 个月应到妇幼保健部门或医疗机构，通过孕前检查，对身体健康状况及是否适宜妊娠做出初步评估。

(1) 询问一般情况：了解孕前夫妇及双方家庭成员的健康状况，重点询问与婚育有关的月经史、婚育史、疾病史、家族史、遗传病史、生活方式、饮食习惯、营养状况、职业状况、居住和工作环境、社会心理状况等。

(2) 体格检查：①一般情况：生命体征、营养、发育、精神状况等。②各系统检查：皮肤、黏膜、毛发、五官、循环、呼吸、消化、泌尿、骨骼、肌肉、四肢。③男女生殖系统：包括内、外生殖器官。通过体检，发现夫妇双方可能存在的重要脏器功能障碍、生殖系统器质性病变或功能障碍、遗传性疾病、内分泌系统疾病、精神疾病及智力障碍等。

(3) 常规辅助检查：血常规、血型（ABO 及 Rh 系统）、尿常规、血糖或尿糖、肝功能、乙肝抗原及抗体、心电图、妇科超声波检查等，必要时进行激素测定和精液检查。

(4) 专项检查：①遗传性疾病；②感染性疾病；③性传播疾病；④影响生育的其他疾病，如心脏病、肾炎、肝炎等重要脏器疾病，甲状腺功能异常、糖尿病等内分泌疾病，牙周炎等口腔病；⑤生殖系统疾病；⑥免疫因素，如男女双方血型、女性抗精子抗体、抗卵磷脂抗体、抗子宫内膜抗体、狼疮因子等；⑦环境因素，可做微量元素检测或对有异味的环境进行检测。

(5) 排卵监测：①测定基础体温，描记体温曲线，女性基础体温升高 0.3~0.5℃时即为排卵期；②观察、记录月经日期，月经规律者下次月经前 14 天前后为排卵期；③恰当使用排卵试纸；④必要时 B 超监测排卵。

3. 生活与卫生保健指导　参见第五章妊娠前期保健。

（三）孕期优生咨询

1. 观看孕期咨询视频资料　观看前布置思考题，让学生带着问题观看和预习，观看后进行讨论和总结。

(1) 应指导孕妇进行哪些检查？

(2) 病史评估哪些方面？如何进行相应指导？

(3) 如何对不同孕期的孕妇进行孕期优生指导？

2. 孕期病史评估及指导

(1) 及早确诊妊娠：既往月经规律的生育期妇女，未采取避孕措施突然停经者，应首先考虑为妊娠。结合尿频、恶心、呕吐等不适症状,还可以借助妊娠试验、B超检查等及早确诊,以便对胚胎进行保护,避免受物理、化学、生物等有害因素影响而诱发畸形。

(2) 第一次产前检查:确定妊娠后即进行第一次产前检查,并建立孕产期保健手册。检查包括:①询问孕妇健康史、婚育史、家族史,推算预产期;②全身检查、产科检查及必要的辅助检查;③评估孕妇心理及社会特点。④评估高危因素。若孕妇患有严重内科合并症,则应根据病情的严重程度,考虑是否可以继续妊娠。夫妇双方有遗传病史或家族史者,需要做进一步的遗传咨询和必要的产前诊断。凡是有高危因素的孕妇都应纳入高危妊娠管理。

(3) 监测胚胎和胎儿发育:胚胎期可通过B超直接观察妊娠囊、胚胎的大小、胎心搏动等监测胚胎发育情况。常用子宫的增大、孕妇体重的增加、超声多普勒听诊胎心等监测胎儿发育情况,也可通过B超直接观察胎儿发育有无异常。早孕反应可作为临床间接观察指标,如胚胎或胎儿死亡,早孕反应会突然消失。妊娠20~24周时需做系统彩超,必要时需要进行唐氏筛查、羊水穿刺等检查排除胎儿畸形。

3. 孕期优生指导 参照第六章妊娠期保健内容。

(四) 遗传咨询

1. 观看遗传咨询视频资料 观看前布置思考题,让学生带着问题观看和预习,观看后进行讨论和总结。

(1) 遗传咨询的对象有哪些?

(2) 病史评估哪些方面?如何进行相应指导?

2. 遗传咨询病史评估及指导

(1) 咨询会谈的准备:首先对病人进行必要的询问和检查,以弄清疾病的性质,其次收集先证者的家系发病情况,绘制好系谱并做出正确的分析,此外,应注意咨询者的心理状态,以便解决咨询者的各种思想问题。

(2) 初次咨询会谈:本次会谈的内容包括:①阐明疾病的性质,包括是否是遗传病,其依据是什么,该病的遗传方式是什么等问题。②简明介绍相关遗传规律。③用概率的术语说明风险。由于部分遗传病是致残、致愚的,甚至是致死的,故应对那些需求生育第二胎的咨询者作出再发风险的估计,一般在初次咨询会谈时就应根据诊断结果,告知再发风险。估计再发风险是遗传咨询的核心内容,也是遗传咨询门诊有别于一般医疗门诊的主要特点。再发风险又称为复发风险,是指曾生育过一个或几个遗传病患儿,再生育该病患儿的概率。一般用百分率(%)或比例(1/2,1/4……)来表示。风险的高低是相对的,一般认为10%以上为高风险,5%~10%为中度风险,5%以下为低风险。

(3) 第二次咨询会谈:在本次的咨询会谈中,咨询者主要面临婚姻、生育或产前诊断等问题,并在知情同意的原则下做出选择和决定。遗传咨询医师或专家则应提出所有的对策,包括不再生孩子、产前诊断、认领他人孩子、人工辅助生殖技术、代理母亲、离婚、终止恋爱和婚约等。

(4) 第三次咨询会谈:在本次会谈中,咨询者从上述对策作出选择性决定,同时,遗传咨询医师或专家对对策的落实给予大力协助。

(5) 随访:有下列情况者可采用随访的方式进行遗传咨询:①因隐私问题,来医院确诊有困难者;②发病风险高,危害严重的遗传病家系,应实施有计划的随访;③咨询会谈效果不理想,需证实咨询者提供的信息可靠性时;④跟踪观察咨询效果,了解优生措施落实情况;⑤需要建立完整档案者。

(6) 扩大的家庭遗传咨询:一旦遗传病的诊断成立,为有效地预防遗传病的发生,特别是检出携带者,咨询医师还应在其家系成员中进行广泛的遗传病调查。如常染色体隐性遗传病、X连锁隐性遗传病及染色体易位、倒位携带者,其家系中可能有其他携带者,因此,扩大的家庭遗传咨询具有重要的意义。

(五) 学生练习

1. 学生5~8人一组,轮换扮演咨询者及指导护士。

2. 情景模拟授课:学生5~8人一组,以小组为单位对标准化咨询者进行评估和指导。

3. 有条件者到医院咨询门诊见习。

【注意事项】

1. 学生要带着问题观看婚前咨询视频资料,边看边思考,看后讨论和总结。

2. 学生要遵守实践教学纪律,态度认真、严谨。

3. 临床见习时,学生要遵守医院的规章制度,牢记注意事项,在带教老师指导下对咨询者进行保健指导。

4. 课后学生要及时对实践课进行总结,并认真完成咨询指导的实习报告。

(贾 佳)

实践二 妊娠期保健指导

【实践目的】

1. 学会妊娠期保健指导的方法。
2. 学会胎教的方法,能指导孕妇进行胎教。
3. 熟练掌握妊娠期保健操动作要领,能正确指导孕妇做保健操。
4. 具备良好的职业素养。

【时间安排】

1学时。

【实践地点】

多媒体教室、实践技能训练室,有条件的可到产科门诊。

【实践准备】

1. 妊娠期保健视频资料和多媒体教学设备。
2. 检查床(用于做妊娠期保健操)。
3. 孕妇模型(用于模拟胎教)。
4. 胎教音乐资料。
5. 情景模拟授课可准备 1~2 位标准化孕妇(不同妊娠期)。
6. 条件允许者可在医院产科门诊见习。

【实践内容及步骤】

1. 观看妊娠期保健指导视频资料 观看前布置思考题,让学生带着问题观看和预习,观看后进行讨论和总结。

(1) 妊娠早、中、晚期检查与监护的项目及目的有何区别?

(2) 如何对妊娠早、中、晚期孕妇进行营养、生活与卫生保健指导?

(3) 妊娠早、中、晚期各有哪些常见症状? 怎样预防和处理?

(4) 妊娠不同时期孕妇心理上有哪些特点? 如何调适?

2. 妊娠期保健操训练 指导教师示教妊娠期保健操动作要领和指导方法。

妊娠期保健操最好是空腹进行,孕妇穿宽松舒适的衣服,保持室内空气新鲜,做操前先排空膀胱,可同时播放一些舒缓的音乐。有先兆流产、早产史、多胎、羊水过多、前置胎盘、严重内科合并症的孕妇禁做保健操。

(1) 第一节:盘腿运动。早晨起床和晚上临睡前盘腿坐在床上,集中精神,挺直背部,两手放在双膝上,先用手腕部力量轻轻向下推压双膝,再逐渐增加力量,让双膝尽量接近床面。每呼吸一次按压一下,反复进行 2~3 分钟。能够增强背部肌肉张力,松弛腰部和骨盆关节,伸展骨盆肌肉。

(2) 第二节:骨盆运动。仰卧,双腿屈膝,两臂伸直置于身体两侧,脚底和手心平放在床上,利用双脚和双臂的力量缓缓抬高臀部、腰部,使腰背向上呈反弓状,持续 10 秒左右,缓缓下落复原,静卧 10 秒,再重复上述动作。早晚各做 5~10 次。能够松弛骨盆和腰部关节,松弛会阴肌肉,强健下腹肌肉,减轻妊娠期腰酸背痛。

(3) 第三节:腹肌运动。仰卧,双腿伸直,两臂伸直放置于身体两侧。两腿交替做屈膝、伸展动作,左右各 10 次。然后双腿屈膝,两小腿交替做上抬、放下的动作,左右各 10 次。能够增强腹部和下肢肌肉张力。

(4) 第四节:骨盆扭转运动。仰卧,两臂伸直置于身体两侧,左腿伸直,右腿屈膝并慢慢外展放平,贴近床面后再恢复原位。左右交替进行,各做 10 次。然后,双腿屈膝并拢,左右缓慢摇摆至床面 10 次,慢慢放松。能够增强骨盆关节和腰部的柔韧度和力量。

(5) 第五节:振动骨盆运动。跪姿,两手掌和膝部稍微分开,支撑床面。吸气,头尽量垂向两臂中间,使背部拱起呈弓状,然后呼气,抬头,恢复跪姿。再吸气,仰头,腰部向前挺伸,上身抬起向前伸出,使腰背呈反弓状,然后边呼气边后撤身体,直至趴下。上述动作重复 10 次。能够缓解腰痛,增强腹部肌肉张力。注意:晚期妊娠孕妇不宜做本节运动。

3. 胎教方法指导训练

(1) 音乐胎教:护士播放优雅、舒缓、抒情的音乐,指导孕妇用心领略音乐意境,有意识地展开联想。音乐胎教有利于胎儿智力开发及良好性格的形成。孕妇与音源距离应在 1m 左右,音响强度不要超过 65dB,频率小于 2000Hz,以免损害胎儿听力。

(2) 语言胎教:护士指导孕妇或其丈夫通过唱歌、朗诵、与胎儿对话、讲故事等,使胎儿接受语言声波的信息。

(3) 抚摸胎教:护士指导孕妇或其丈夫用手轻轻抚摸孕妇腹壁的胎儿部位,使胎儿感受并作出反应。抚摸胎教应在妊娠 6 个月后,每天晚上胎动较活跃时进行。每日 1 次,每次持续 5~10 分钟。可以促进胎儿的运动神经发育。如配以轻松愉快的音乐,效果更佳。有早产史或先兆早产的孕妇不宜做抚摸胎教。

4. 学生练习

(1) 学生 5~8 人一组,轮换扮演孕妇、孕妇家属及指导护士。

(2) 情景模拟授课学生 5~8 人一组,以小组为单位对标准化孕妇进行评估和健康指导。

(3) 有条件者到医院产科门诊见习。

【注意事项】

1. 学生要带着问题观看妊娠期保健视频资料,边看边思考,看后讨论和总结。

2. 学生要遵守实践教学纪律,态度认真、严谨。

3. 临床见习时,学生要遵守医院的规章制度,牢记注意事项,在带教老师指导下对孕妇进行保健指导,要关心、体贴孕妇。

4. 课后学生要及时对实践课进行总结,并认真完成妊娠期保健操指导的实习报告。

(贾 佳)

实践三　分娩期保健指导

【实践目的】

1. 掌握分娩期三个产程保健措施。

2. 学会非药物性分娩镇痛的方法。

3. 培养学生人文素质,能对产妇进行人文关怀和帮助。

【时间安排】

1 学时。

【实践地点】

多媒体教室、实践技能训练室、条件许可者可到综合医院或妇产医院的产房。

【实践准备】

1. 分娩期保健视频和多媒体教学设备。

2. 产妇模型。

3. 条件许可者预先联系综合医院或妇产医院产房见习。

【实践内容及步骤】

1. 观看分娩期保健视频资料 观看前布置思考题,让学生带着问题观看,观看后进行讨论和总结。

(1) 正常分娩各产程检查与监测的项目有何异同?

(2) 在产程的不同阶段中,产程指导内容有何异同?

(3) 有哪些非药物性分娩镇痛方法?

(4) 产程不同阶段产妇的心理特点有哪些? 如何帮助产妇进行心理调适?

(5) 主要从哪几个方面对产妇进行人性化关怀?

2. 非药物性分娩镇痛方法练习 教师在产妇模型上示教非药物性分娩期镇痛的方法。学生分组训练分娩镇痛指导,可以利用模型训练,也可以采取角色扮演法,或到综合医院或妇产医院的产房对产妇进行非药物性分娩镇痛指导。

(1) 呼吸镇痛法:产妇根据宫缩强度,调整呼吸频率和节律,达到减轻分娩疼痛的方法为呼吸镇痛法。

具体方法:①让产妇选择舒适的体位,全身放松。②宫缩开始时,指导产妇用鼻深吸气,呼吸频率为正常呼吸的 1/2,然后慢慢经口呼出,可在呼气结尾发出呻吟声。③宫缩高峰时,指导产妇微张口,用胸式浅表呼吸,加快呼吸,频率可达到正常的 2 倍。④宫缩高峰过后,再按宫缩开始时方法呼吸:缓慢深吸气,再慢慢呼出,直至宫缩完成,全身充分放松。

注意:①呼吸镇痛法用于第一产程。②为使产妇在分娩过程中能更好地掌握和运用呼吸镇痛,可在妊娠晚期或产程开始后宫缩不强时,指导产妇反复练习。③指导产妇在调整呼吸的同时,转移注意力,如呼吸时集中注意力想象吸入的是能量,呼出的是紧张;反复哼唱一段喜欢的音乐、听陪伴者说话、集中精神数数等。

(2) 按摩镇痛:通过按摩缓解分娩的疲劳,减轻宫缩引起的疼痛。

具体方法:产妇取半卧位,从头部开始,从上向下做全身按摩。①头颈部按摩:站在产妇头端,两手拇指以环形动作按摩前额、太阳穴、下颌,然后按摩颈部、颈椎。②肩和上臂按摩:分别站在产妇的身体两侧,用手按摩肩部,双手环绕手臂,边按压边下滑,直至手指。③乳房按摩:站在产妇的右侧,手平铺,按摩乳房及周围,并从乳房到颈根部来回按摩。④腹部按摩:操作者将两手置于产妇腹壁两侧,以脐为中心,产妇吸气时两手由腹壁两侧向中央按摩,呼气时由中央向两侧按摩,反复进行。⑤下肢按摩:稍用力揉搓大腿和小腿,按摩双足和脚趾。⑥腰骶部按摩:宫缩时深吸气后将手握拳压迫腰骶部,或用拇指按压髂前上棘或耻骨联合处止痛,也可以侧卧,用手指按压脊柱和背部。

注意:按摩时力量适中,以产妇感觉舒适为宜。

(3) 体位与运动镇痛法:产妇在分娩过程中,通过选择舒适的体位,进行有目的的运动,以放松肌肉,消除紧张和恐惧,减轻疼痛。

具体方法:①站立运动:产妇扶墙壁、座椅靠背等站立,双脚自然分开,慢慢摇动腰部和骨盆;或者斜靠在陪伴者身上,宫缩时陪伴者从背后为产妇做腰部按压;或将头靠在陪伴者肩部或胸前,陪伴者用双手环腰抱住产妇,随音乐节奏轻摇慢舞。产妇也可以在室内缓慢行走,或单腿站立,将另一只脚放在椅子上,屈膝外展,对侧手叉腰,陪伴者协助产妇保持身体平衡,并固定椅子。站立时的重力作用,可以促使胎头下降,促进产程进展,减轻分娩疼痛。腰部和骨盆关节的轻缓摇动,有利于胎儿下降和胎体旋转。舒缓的音乐可使产妇感觉舒适。导乐或丈夫陪伴能够增加产妇安全感和幸福感。陪伴者给予腰部按压可减轻胎头下降压迫骨盆引起的疼痛。②蹲位与半蹲位:产妇将背靠在陪伴者身上,呈蹲位或半蹲位,陪伴者双手穿过产妇的腋下至胸前相互交叉,承担产妇身体重量,使产妇的躯干伸展,骨盆关节活动自由,骨盆出口扩张,有利于胎儿下降和转动,并缓解腰部疼痛。③端坐或半卧位:孕妇在床或椅子上采取自然端坐位,或在待产床、产床上取半卧位,既有利于产妇全身放松和休息,也可借助重力促进产程进展,减轻分娩疼痛。④膝胸卧位:适用于枕后位,有利于胎儿内旋转,可减轻胎头压迫引起的宫颈水肿,减轻腰痛。

注意:①体位的选择应以让产妇舒适为主。②当有胎膜早破、胎头高浮、胎位异常、胎儿窘迫等异常情况时,应酌情选择体位,防止羊水流出过多、脐带脱垂或脐带受压等情况。③运动要缓慢、适度,避免让产妇疲劳或出现意外伤害。④运动时要始终有陪伴者,最好是丈夫和导乐。

(4) 水浴镇痛:有条件可以选择水中分娩。调节室温为 26℃,水温要保持在 36~38℃。产妇躺在经过消毒和具有恒温设施的特殊浴缸中,通过水的浮力缓解身体关节承受的压力,通过水的温度使人身心放松,加速产程。无水中分娩条件者,可用温水淋浴以按摩身体,减缓分娩疼痛。也可用湿热毛巾热敷腰背部缓解疼痛。

注意:产妇热水浴时必须有陪伴者。水温不能太高。热水浴期间多喝水。活跃期之前可在家淋浴。盆浴宜在医院内进行,应保持水质纯净。

(5)音乐镇痛:播放产妇喜欢的柔和、舒缓的音乐,使产妇放松,缓解焦虑,分散注意力,减轻疼痛。可与其他非药物性分娩镇痛方法联合使用。

【注意事项】

1. 学生要带着问题观看分娩期保健视频资料,边看边思考,看后讨论和总结。
2. 学生认真观看教师示教,积极参加分娩期非药物性镇痛方法的模拟指导和训练。
3. 见习时应遵守产房制度,在教师指导下对产妇进行分娩期非药物性镇痛方法指导,应注重人文关怀。
4. 课后学生要及时对实践操作进行总结,并认真完成分娩期非药物性镇痛指导实践报告。

(张海琴)

实践四　产褥期、哺乳期保健指导

【实践目的】

1. 学会产褥期、哺乳期保健指导方法。
2. 熟练掌握产褥期保健操动作要领,并能正确指导产妇做保健操。
3. 熟练掌握哺乳方法,并能正确指导产褥期妇女哺乳。

【时间安排】

1学时。

【实践地点】

多媒体教室、实践技能训练室,有条件的可到医院产科产妇休息室。

【实践准备】

1. 产褥期、哺乳期保健录像及电化教学设备。
2. 检查床(做产褥期保健操用)。
3. 产妇模型、新生儿模型(模拟哺乳用)。
4. 有条件的联系医院产科产妇休息室实习。

【实践内容和步骤】

1. 观看产褥期、哺乳期保健视频资料　观看前布置思考题,让学生带着问题观看,观看后进行讨论和总结。
(1)产褥期、哺乳期产妇检查与监测有哪些项目?
(2)如何对产褥期、哺乳期妇女进行生活与卫生保健指导?
(3)产褥期、哺乳期妇女有哪些心理特点?如何调适?
(4)产褥期、哺乳期有哪些常见疾病?如何预防?
2. 产褥期保健操训练指导　教师示教产褥期保健操动作要领,讲述指导方法后,学生以6~10人为一组,分别扮演产妇和指导护士,轮换练习产褥期保健操动作及方法指导。有条件者到医院产科病房产妇休息室实习,练习指导产妇做产褥期保健操(见图8-1)。
(1)第一节:深呼吸运动。平卧,深吸气,收缩腹部肌肉,维持数秒钟后呼气,全身放松。
(2)第二节:缩肛运动。平卧,两臂平置于身体两侧,收缩肛门,维持片刻后放松。可促进盆底组织恢复。

(3) 第三节:抬腿运动。平卧,两臂平置于身体两侧,双腿交替上抬和并抬,与身体成直角。可锻炼腹直肌和大腿肌肉力量。

(4) 第四节:腹背运动。平卧,双膝屈曲并稍分开,双足底平放在床上,尽力抬高臀部和腰部,使身体重量由肩和双足支撑。可以锻炼腰部肌肉力量。

(5) 第五节:仰卧起坐。锻炼腹直肌力量。

(6) 第六节:腰部运动。跪姿,双膝分开,肩肘垂直,双手平放在床上,腰部进行左右旋转。可以锻炼腰部肌肉。

(7) 第七节:全身运动。跪姿,双臂伸直支撑在床上,左右腿交替向后背举高。可以锻炼腿、腰背部及全身肌肉力量。

3. 哺乳方法指导　教师利用产妇模型和新生儿模型,边示教边讲解正确哺乳方法及指导要点,学生分组模拟指导产妇哺乳方法。有条件者到医院产科病房产妇休息室观察和指导产妇哺乳。产妇正确哺乳的方法:

(1) 哺乳前乳母洗净双手及乳头,按摩乳房或用毛巾热敷乳房。

(2) 选择好体位,侧卧位或坐位(见图 9-2、图 9-3、图 9-4),全身放松,保持愉快心情。坐位哺乳时乳母一手抱住婴儿,使婴儿头和颈略微伸展,身体贴近母亲,头与身体保持一直线,面向乳房,口对着乳头。另一手将拇指与其余四指分别放在乳房的上、下方,呈"C"形托起整个乳房,将乳头送入婴儿口中。婴儿的口唇应含接乳头和大部分乳晕,婴儿的舌头卷住奶头,齿龈压迫乳窦(见图 9-5)。

(3) 哺乳时乳母应注意观察婴儿并与婴儿进行情感交流,鼓励婴儿吸吮。若婴儿在还未吃饱就打瞌睡,可以轻轻拍一下婴儿脚掌或下颌,促使婴儿努力吸吮。

(4) 哺乳结束时用示指轻轻向下按婴儿下颌,待婴儿口松开后慢慢退出乳头。

(5) 哺乳后将婴儿竖立抱于胸前,让婴儿头部伏在乳母肩上,轻拍婴儿背部 1~2 分钟,排出胃内空气,以防溢乳(见图 9-6)。

(6) 每次吸吮一定要吸空双侧乳房,未吸完时应将乳汁挤出。挤乳方法为:一手拿消毒奶瓶,放置在乳头下方,靠近乳房。另一手大拇指放在乳晕上方,其余四指相对放在乳晕下方,向胸壁方向有节奏挤压和放松,并在乳晕周围反复转动手指方位,以便挤空每根乳腺管内的乳汁。

(7) 哺乳后挤少量乳汁涂在乳头上,以保护皮肤,防止皲裂。

【注意事项】

1. 学生要带着问题观看产褥期、哺乳期保健视频资料,边看边思考,看后讨论和总结。

2. 学生认真观看教师示教,积极参加模拟指导和训练。

3. 见习时应遵守产科病房制度,在教师指导下对产妇进行产褥期保健操指导和哺乳指导,应注重人文关怀。

4. 课后学生要及时对实践操作进行总结,并认真完成产褥期保健操指导和哺乳指导实践报告。

(刘　冰)

实践五　预防接种

【实践目的】

1. 掌握婴儿预防接种程序,能为家长提供正确的婴儿预防接种指导。

2. 掌握各种疫苗的接种方法和注意事项,能够回答家长提出的预防接种的相关问题。

3. 熟练掌握卡介苗和乙型肝炎疫苗的预防接种方法,能够为婴儿实施接种。

【时间安排】

1 学时。

【实践地点】

社区儿童保健所,由教师示教,然后分组在教师指导下进行实习。

【实践准备】

1. 环境　接种环境清洁,温度适宜,光线明亮。

2. 用物　婴儿预防接种程序表,一次性 1ml、2ml、5ml 注射器,消毒液,棉签,疫苗,药匙,冷开水,1:1000 肾上腺素和氧气等急救药物和用品。

3. 接种人员　有严格的无菌操作观念和技术。认真阅读接种疫苗使用说明书,熟悉疫苗接种方法、部位、接种禁忌证、接种反应的观察与处理等。

4. 婴儿及其父母　婴儿皮肤清洁,接种部位无感染。父母应接受健康教育与指导,明确接种的意义和接种前后的注意事项。接受询问婴儿既往接种史、疾病史及过敏史等。

【实践步骤】

1. 洗手　衣帽整齐,戴口罩,常规洗手。

2. 再次询问核对　再次询问婴儿既往接种史、疾病史与过敏史,查看婴儿预防接种卡,以防重复接种、漏种或误种。确定接种疫苗种类,排除接种禁忌证。

3. 检查疫苗　从冷藏柜或箱中取出疫苗,检查包装、生产日期、有效期,检查安瓿是否破裂,疫苗是否浑浊、结絮,冻干疫苗有无溶解现象。仔细核对疫苗名称、剂型、剂量。检查一次性注射器的包装、生产批号和日期。

4. 实施接种

(1) 皮内注射法:主要用于接种卡介苗。取 1ml 注射器,打开包装,将随同制品附发的稀释定量液加至冻干卡介苗粉末安瓿中,放置约 1 分钟,摇动溶化后用注射器反复抽取使之完全混匀,吸出制品,排尽空气。选上臂三角肌下缘处为注射部位,用 75% 乙醇消毒皮肤,待干后左手绷紧注射部位皮肤,右手以平执式持注射器,示指固定针管,针头斜面向上,与皮肤成 10°~15° 刺入皮内,待针头斜面进入皮内后旋转 90°,左手拇指固定针柄,右手推动针栓注入疫苗制品 0.1ml,使局部形成直径 8~10mm 的圆形皮丘。再旋转针管 45°,使针头斜面向下,迅速拔出针头。禁用乙醇棉球或干棉球按揉。

(2) 皮下注射法:主要用于麻疹疫苗接种。取 1ml 注射器,打开包装,抽取冻干疫苗安瓿标签所示用量灭菌注射用水,加入安瓿中,待完全溶解后吸取疫苗,排尽空气。用 75% 乙醇消毒上臂外侧三角肌附着处皮肤,待干后左手绷紧注射部位皮肤,右手以平执式持注射器,示指固定针柄,针头斜面向上,与皮肤成 30°~40° 快速刺入皮下,进针长度 1/3~2/3,放松皮肤,左手固定针管,回抽无回血(有回血者更换注射部位)后缓慢注入疫苗 0.2ml。

(3) 肌内注射法:主要用于接种乙型肝炎疫苗和百白破三联疫苗。取 1ml 或 2ml 注射器,打开包装,吸取疫苗,排尽空气。选择上臂外侧三角肌中部或臀部外上 1/4 处为注射部位。如选用上臂外侧三角肌中部做注射部位,婴儿需上臂外展或手叉腰,用 75% 乙醇消毒注射部位皮肤,待干后左手绷紧皮肤,右手以平执式持注射器,与皮肤表面成 90° 快速进针,进针长度约为针头的 2/3,放松皮肤,左手固定针头,回抽无回血(有回血者更换注射部位)后缓慢注入疫苗。注射完毕,快速拔出针头,局部用消毒干棉球或干棉签按压片刻。

(4) 口服法:适用于接种脊髓灰质炎疫苗。用液体剂型时,让婴儿取仰卧位,左手拇指和示指轻捏住婴儿颊部,使口张开,将 2 滴疫苗滴于舌根部。使用糖丸剂型时,将 1 粒糖丸用药匙碾碎,加少量冷开水调成糊状,慢慢送入口中,使其服下。

5. 清理用物　接种完毕,及时做好疫苗处理和器材清理。剩余的疫苗要废弃,活疫苗必须焚毁。用过的空安瓿、棉球、棉签、注射器等要放入专用的纸盒或其他容器内,统一处理。

6. 记录　认真填写预防接种卡,记录接种疫苗名称、剂量、接种日期、接种方法等,并嘱家长妥善保管。

【注意事项】

1. 态度和蔼,动作轻柔,以消除婴儿恐惧心理。

2. 最好在进食一段时间后再进行接种,以免晕针。

3. 接种前要排除接种禁忌证　①急性传染病；②发热，严重心、肝、肾脏疾病及活动性结核病；③自身免疫性疾病、免疫缺陷病或应用免疫抑制剂；④接种部位皮肤化脓性感染等。

4. 严格按计划免疫程序、部位、方法、次数、间隔时间进行接种。按要求存放疫苗，严格无菌操作。

5. 接种后要留观半小时，观察有无过敏等异常反应，并做好急救的准备。

6. 向家长说明预防接种的常见反应与护理，如局部红肿、疼痛或瘙痒，中、低度发热等，无需特殊处理，注意休息、保暖，多饮水即可。较重的局部反应可热敷，高热者到医院就诊。

（张云涵）

附　录

附录一　男性婚前医学检查表

序号：　　　　　　　填写日期：　　年　　月　　日
姓名：　　　　　　　出生日期：　　年　　月　　日
身份证号：□□□□□□□□□□□□□□□□□□

职业：　　　　　文化程度：　　　　　　　民族：
户口所在地属：　　　　省/直辖市　　　　市　　　　区(县)
街道(乡)
现住址：　　　　　　　　　　　邮编：
工作单位：　　　　　　　　　　联系电话：
对方姓名：

> 近期一寸
> 免冠正面
> 照片
> 加盖婚检
> 专用章

…………………………以…下…由…医…生…填…写…………………………………

编号：　　　　　　　　　　　对方编号：
检查日期：　　　　年　　月　　日
血缘关系：无　表　堂　其他：
既往病史：无　心脏病　肺结核　肝脏病　泌尿生殖系疾病　糖尿病　高血压　精神病　性病　癫痫
　　　　　甲亢　先天疾病：
　　　　　手术史：无　有：　　　　　其他：
现病史：无　有：
既往婚育史：无　有(丧偶　离异)　子、女　　人
与遗传有关的家族史：无　盲　聋　哑　精神病　先天性智力低下　先天性心脏病　血友病　糖尿病
　　　　　其他：
　　　　　患者与本人的关系：
家庭近亲婚配：无　有(父母　祖父母　外祖父母)

受检查者签名：　　　　　　　　医师签名：

体格检查

血压：　　/　　mmHg　　　　　特殊体态：无　有：
精神状态：正常　异常：　　　　特殊面容：无　有：
智力：正常　异常(常识、判断、记忆、计算)　　皮肤毛发：正常　异常：
五官：正常　异常：　　　　　　甲状腺：正常　异常：
心：心率　　次/分　　心律：齐　不齐　　杂音：无　有：
肺：正常　异常：　　　　　　　肝：未及　可及：
四肢脊柱：正常　异常：

其他：

检查医师签名：

第二性征：喉结：有　无　　　　　　　　　　阴毛：正常　稀少　无
生殖器：阴茎：正常　异常：　　　　　　　　包皮：正常　过长　包茎
　　　　睾丸：双侧扪及　体积(ml)左：　　　右：　　　　未扪及：左　右
　　　　附睾：双侧正常　结节：左：　　　右：
　　　　精索静脉曲张：无　有：部位：　　　　　　程度：
其他：

检查医师签名：

常规检查(检验报告附后)

胸透：正常　异常：　　　　　　　　　转氨酶：正常　异常：
血常规：正常　异常：　　　　　　　　乙肝表面抗原：阴性　阳性
尿常规：正常　异常：　　　　　　　　淋病筛查：阴性　阳性
梅毒筛查：阴性　阳性
其他特殊检查(必要时根据需要确定检查项目)
检查结果：未见异常
　　　　异常情况：
疾病诊断
医学意见：(1)未发现医学上不宜结婚的情形
　　　　　(2)建议暂缓结婚
　　　　　(3)建议不宜结婚
　　　　　(4)建议不宜生育
　　　　　(5)建议采取医学措施,尊重受检者意愿

受检双方签名：　　　　　　　　/

婚前卫生咨询：

咨询指导结果：(1)接受指导意见
　　　　　　　(2)不接受指导意见,知情后选择结婚,后果自己承担
　　　　　　　(3)知情后选择结婚,后果自己承担

受检双方签名：　　　　　　　　/

转诊医院：　　　　　　　　　　　转诊日期：　　　年　　　月　　　日
预约复诊日期：　　　年　　　月　　　日
出具《婚前医学检查证明》日期：　　　年　　　月　　　日

主检医师签名：

附录二　女性婚前医学检查表

序号：　　　　　　填写日期：　　　年　　月　　日

姓名：　　　　　　出生日期：　　　年　　月　　日

身份证号：| | | | | | | | | | | | | | | | | | |

职业：　　　　　　文化程度：　　　　　　民族：

户口所在地属：　　　　省/直辖市　　　　市　　　　区（县）

街道（乡）

现住址：　　　　　　　　　　邮编：

工作单位：　　　　　　　　　联系电话：

对方姓名：

```
近期一寸
免冠正面
照片
加盖婚检
专用章
```

···················以···下···由···医···生···填···写·····················

编号：　　　　　　　　　　对方编号：

检查日期：　　　年　　月　　日

血缘关系：无　表　堂　其他：

既往病史：无　心脏病　肺结核　肝脏病　泌尿生殖系疾病　糖尿病　高血压　精神病　性病　癫痫

甲亢　先天疾病：

手术史：无　有：　　　　　　其他：

现病史：无　有：

既往婚育史：无　有（丧偶　离异）　子、女　　人

与遗传有关的家族史：无　盲　聋　哑　精神病　先天性智力低下　先天性心脏病　血友病　糖尿病

其他：

患者与本人的关系：

家庭近亲婚配：无　有（父母　祖父母　外祖父母）

受检查者签名：　　　　　　医师签名：

体格检查

血压：　　/　　mmHg　　　　　特殊体态：无　有

精神状态：正常　异常：　　　　　特殊面容：无　有：

智力：正常　异常（常识、判断、记忆、计算）　　皮肤毛发：正常　异常：

五官：正常　异常：　　　　　　甲状腺：正常　异常

心：心率　　次/分　　心律：齐　不齐　　杂音：无　有

肺：正常　异常：　　　　　　肝：未及　可及：

四肢脊柱：正常　异常：

其他：

检查医师签名：

第二性征：阴毛：正常　稀少　无　　　乳房：正常异常

生殖器：肛查（常规）

外阴：　　　　　　　　分泌物：

子宫：　　　　　　　　附件：

阴道检查(必要时)

外阴： 阴道：

宫颈： 子宫：

附件：

其他：

同意阴道检查,本人签字：

检查医师签名：

常规检查(检验报告附后)

胸透：正常　异常： 转氨酶：正常　异常：

血常规：正常　异常： 乙肝表面抗原：阴性　阳性

尿常规：正常　异常： 淋病筛查：阴性　阳性

阴道分泌物：滴虫　真菌

其他特殊检查(必要时根据需要确定检查项目)

检查结果：未见异常

异常情况：

疾病诊断

医学意见：(1)未发现医学上不宜结婚的情形

(2)建议暂缓结婚

(3)建议不宜结婚

(4)建议不宜生育

(5)建议采取医学措施,尊重受检者意愿

受检双方签名： /

婚前卫生咨询：

咨询指导结果：(1)接受指导意见

(2)不接受指导意见,知情后选择结婚,后果自己承担

(3)知情后选择结婚,后果自己承担

受检双方签名： /

转诊医院： 转诊日期： 年 月 日

预约复诊日期： 年 月 日

出具《婚前医学检查证明》日期： 年 月 日

主检医师签名：

附录三　孕前和孕期保健指南(2018)速查表

内容	孕前保健(孕前3个月)	第1次检查(孕6~13周 +6)	第2次检查(孕14~19周 +6)
常规保健	1. 评估孕前高危因素 2. 全身体格检查 3. 血压、体质量与体质指数 4. 常规妇科检查	1. 建立孕期保健手册 2. 确定孕周,推算预产期 3. 评估孕期高危因素 4. 血压、体质量,计算体质指数 5. 常规妇科检查 6. 胎心率(孕12周左右)	1. 分析首次产前检查的结果 2. 血压、体质量 3. 宫底高度 4. 胎心率
必查项目	1. 血常规 2. 尿常规 3. 血型(ABO和Rh血型) 4. 肝功能 5. 肾功能 6. 空腹血糖水平 7. HBsAg筛查 8. 梅毒血清抗体筛查 9. HIV筛查 10. 地中海贫血筛查	1. 血常规 2. 尿常规 3. 血型(ABO和Rh血型) 4. 肝功能 5. 肾功能 6. 空腹血糖水平 7. HBsAg筛查 8. 梅毒血清抗体筛查 9. HIV筛查 10. 地中海贫血筛查 11. 孕早期超声检查(确定宫内妊娠及孕周)	无
备查项目	1. 子宫颈细胞学检查(1年内未查者) 2. TORCH筛查 3. 阴道分泌物检查常规检查及淋球菌、沙眼衣原体检查 4. 甲状腺功能筛查 5. 75gOGTT(高危妇女) 6. 血脂水平检查 7. 妇科超声检查 8. 心电图检查 9. 胸部X线检查	1. 丙型肝炎HCV筛查 2. 抗D滴度(Rh血型阴性者) 3. 75gOGTT(高危妇女) 4. 甲状腺功能筛查 5. 血清铁蛋白(血红蛋白<110g/L者) 6. 结核菌素(PPD)试验 7. 子宫颈细胞学检查(孕前12个月未检查者) 8. 子宫颈分泌物检测淋球菌和沙眼衣原体(高危孕妇或有症状者) 9. 细菌性阴道病的检测(有症状或早产史者) 10. 孕早期胎儿染色体非整倍体母体血清学筛查(孕10~13周 +6) 11. 孕11~13周 +6超声检查(测量胎儿NT厚度) 12. 孕10~13周 +6绒毛穿刺取样术(高危孕妇) 13. 心电图	1. NIPT筛查(孕12~22周 +6) 2. 孕中期胎儿染色体非整倍体母体血清学筛查(孕15~20周) 3. 羊膜腔穿刺术检查胎儿染色体(孕16~22周)
健康教育及指导	1. 合理营养,控制体质量 2. 有遗传病、慢性疾病和传染病而准备妊娠的妇女,应予以评估并指导 3. 合理用药 4. 避免接触有毒有害物质和宠物 5. 改变不良的生活习惯,避免高强度的工作、高噪音环境和家庭暴力 6. 保持心理健康 7. 合理选择运动方式 8. 补充叶酸0.4~0.8mg/d,或经循证医学验证的含叶酸的复合维生素	1. 流产的认识和预防 2. 营养和生活方式的指导 3. 避免接触有毒有害物质和宠物 4. 慎用药物 5. 改变不良的生活方式,避免高强度的工作、高噪音环境和家庭暴力 6. 保持心理健康 7. 继续补充叶酸0.4~0.8 mg/天至孕3个月,有条件者可继续服用含叶酸的复合维生素	1. 流产的认识和预防 2. 妊娠生理知识 3. 营养和生活方式的指导 4. 孕中期胎儿染色体非整倍体筛查的意义 5. 非贫血孕妇,如血清铁蛋白<30μg/L,应补充元素铁60mg/天;诊断明确的缺铁性贫血孕妇,应补充元素铁100~200mg/天 6. 开始常规补充钙剂0.6~1.5g/天

孕前和孕期保健指南(2018)速查表(续)

内容	第 3 次检查 (孕 20~24 周)	第 4 次检查 (孕 25~28 周)	第 5 次检查 (孕 29~32 周)	第 6 次检查 (孕 33~36 周)	第 7 次检查 (孕 37~41 周)
常规保健	1. 血压、体质量 2. 宫底高度 3. 胎心率	1. 血压、体质量 2. 宫底高度 3. 胎心率	1. 血压、体质量 2. 宫底高度 3. 胎心率 4. 胎位	1. 血压、体质量 2. 宫底高度 3. 胎心率 4. 胎位	1. 血压、体质量 2. 宫底高度 3. 胎心率 4. 胎位
必查项目	1. 胎儿系统超声筛查(孕 20~24 周) 2. 血常规 3. 尿常规	1. 75gOGTT 2. 血常规 3. 尿常规	1. 产科超声检查 2. 血常规 3. 尿常规	尿常规	1. 产科超声检查 2. NST 检查(每周 1 次)
备查项目	经阴道超声测量子宫颈长度(早产高危者)	1. 抗 D 滴度检测 Rh 血型阴性者 2. 子宫颈分泌物检测胎儿纤连蛋白(fFN)水平(子宫颈长度为 20~30mm 者)	无	1. GBS 筛查(孕 35~37 周) 2. 肝功能、血清胆汁酸检测(孕 32~34 周,怀疑 ICP 孕妇) 3. NST 检查(孕 32~34 周以后) 4. 心电图复查(高危孕妇)	子宫颈检查及 Bishop 评分
健康教育及指导	1. 早产的认识和预防 2. 营养和生活方式的指导 3. 胎儿系统超声筛查的意义	1. 早产的认识和预防 2. 妊娠期糖尿病筛查的意义	1. 分娩方式指导 2. 开始注意胎动 3. 母乳喂养指导 4. 新生儿护理指导	1. 分娩前生活方式的指导 2. 分娩相关知识 3. 新生儿疾病筛查 4. 抑郁症的预防	1. 分娩相关知识 2. 新生儿免疫接种指导 3. 产褥期指导 4. 胎儿宫内情况的监护 5. 孕 ≥ 41 周,住院并引产

注:OGTT:口服葡萄糖耐量试验;HCV:丙型肝炎病毒;NT:胎儿颈部透明层;NIPT:无创产前基因检测;GBS:B 族链球菌;ICP:肝内胆汁淤积症;NST:无应激试验

中英文名词对照索引

W

X

Y

Z

参 考 文 献

1. 宋小青.优生优育与母婴保健.北京:人民卫生出版社,2014.
2. 陈丽霞.优生优育.北京:人民卫生出版社,2011.
3. 王黎英.母婴保健.北京:人民卫生出版社,2016.
4. 王瑞珍.母婴保健.北京:科学出版社,2016.
5. 王玉琼,莫洁玲.母婴护理学.北京:人民卫生出版社,2017.
6. 王静,刘新.母婴保健.上海:上海交通大学出版社,2016.
7. 安力彬,陆虹.妇产科护理学.北京:人民卫生出版社,2017.
8. 祝继英,王树,马永贵.医学遗传学.武汉:华中科技大学出版社,2012.
9. 罗纯,吴斌.医学遗传与优生.北京:化学工业出版社,2012.
10. 陈竺.医学遗传学.3版.北京:人民卫生出版社,2015.
11. 左伋.医学遗传学.6版.北京:人民卫生出版社,2013.
12. 王洪波,王敬红.遗传与优生.北京:人民卫生出版社,2016.
13. 郭春霞.生殖健康与优生优育.西安:第四军医大学出版社,2014.
14. 田廷科,赵文忠.遗传与优生学基础.北京:人民军医出版社,2015.
15. 付四清.医学遗传学.武汉:华中科技大学出版社,2014.
16. 崔焱.儿科护理学.北京:人民卫生出版社,2017.
17. 康晓慧.医学生物学.北京:人民卫生出版社,2010.
18. 张玉兰,卢敏芳.儿科护理.北京:人民卫生出版社,2016.
19. 张玉兰.儿科护理学.3版.北京:人民卫生出版社,2014.
20. 漆洪波,杨慧霞.孕前和孕期保健指南(2018)完整版.中华妇产科杂志,2018,53(01):7-13.